U0638633

现代临床疾病治疗与康复

朱文秀 刘亮 张志昱 张志燕 汪明庆 王霜 主编

吉林科学技术出版社

图书在版编目（ＣＩＰ）数据

现代临床疾病治疗与康复 / 朱文秀等主编. -- 长春：
吉林科学技术出版社，2024. 6. -- ISBN 978-7-5744
-1631-4

Ⅰ. R4

中国国家版本馆 CIP 数据核字第 2024RG7617 号

现代临床疾病治疗与康复

主　　编	朱文秀　等
出 版 人	宛　霞
责任编辑	钟金女
封面设计	宋焕亭
制　　版	宋焕亭
幅面尺寸	185mm×260mm
开　　本	16
字　　数	150 千字
印　　张	10.25
印　　数	1~1500 册
版　　次	2024 年6月第1 版
印　　次	2024年12月第1次印刷

出　　版	吉林科学技术出版社
发　　行	吉林科学技术出版社
地　　址	长春市福祉大路5788 号出版大厦A 座
邮　　编	130118
发行部电话/传真	0431-81629529 81629530 81629531
	81629532 81629533 81629534
储运部电话	0431-86059116
编辑部电话	0431-81629510
印　　刷	三河市嵩川印刷有限公司

书　　号	ISBN 978-7-5744-1631-4
定　　价	65.00元

《现代临床疾病治疗与康复》

编委会

主　编

朱文秀　（临沂市人民医院）

刘　亮　（定南县第一人民医院）

张志昱　（苏州大学附属第一医院）

张志燕　（潍坊市人民医院）

汪明庆　（安徽医科大学第一附属医院）

王　霜　（潍坊市益都中心医院）

副主编

庄新鸿　（海南医学院第二附属医院）

杨晓鹏　（温岭市第一人民医院）

徐　凯　（大连市中心医院）

代　晔　（乾县人民医院）

张文华　（天津市第四中心医院儿科）

陈益果　（重庆市渝北区人民医院）

刘　邋　（重庆市江北区第二人民医院（重庆市江北区精神
　　　　　卫生中心））

梁　慧　（于都县人民医院）

赵　辉　（淄博市博山区计划生育服务中心区妇幼保健院）

编　委

常元程　（抚顺市第四医院）

前 言

随着科学技术的发展，国内外医学领域新理论、新技术、新方法不断涌现，医学的基础理论研究、临床诊断和治疗均取得了巨大的进展。同时，疾病的发病率却越来越高，人们的健康及生活质量受到严重的威胁，对疾病诊断治疗的完善是每一位医学工作者的不懈追求。本书内容包括循环系统疾病、胃肠外科疾病、泌尿外科疾病、骨科疾病、产科疾病等常见各系统疾病的诊断与治疗，还介绍了常见的康复治疗技术。全书以实用性为原则，以循证医学的方法和观点为基础，内容新颖、全面，理论与实践结合紧密，科学性和可操作性高，为相关从业医师提供了借鉴参考。

目　录

第一章 循环系统疾病

第一节 动脉粥样硬化

动脉粥样硬化是指大、中动脉壁出现粥样斑块，斑块内可出血、细胞坏死和动脉壁血栓形成，使动脉壁中层逐渐退化和钙化。多见于 40 岁以上男性，在脑力劳动者中较多见，为老年人常见的病死原因之一。

一、病因和发病机制

（一）病因

动脉粥样硬化的病因未完全明了，与下列易患因素有关。

（1）年龄：多发生于中、老年。

（2）性别：男性多见，常在 40 岁以后发展明显，女性发病较晚，在经绝期后才发展明显。

（3）高血压：高血压患者中本病患病率明显增高，可能与承受高压力部位的动脉内膜易受损伤有关。

（4）高脂血症：动脉粥样硬化常见于高胆固醇、高低密度脂蛋白（LDL）而高密度脂蛋白（HDL）减少的病例。以高胆固醇饲料喂养动物可造成实验性动脉粥样硬化模型。

（5）吸烟：本病患病率吸烟者较不吸烟者高，可能与吸烟者血中碳氧血红蛋白浓度增高，动脉壁氧供不足而易受损伤有关。

（6）糖耐量减低：糖尿病患者动脉粥样硬化的患病率较高，与脂质代谢紊乱有关。

（7）肥胖：体力活动过少及 A 型性格等，也可能是本病的易患因素。

（二）发病原理

动脉粥样硬化的发病原理尚不十分清楚，主要有以下两种学说。

（1）脂质浸润学说：认为本病的发生与脂质代谢异常密切相关。动脉粥样斑块中的脂质主要来自血流，以低密度脂蛋白和极低密度脂蛋白的形式渗入动脉壁，或受吞噬细胞吞噬后带入动脉壁。血小板聚集释放血管活性物质、高血压、高血脂、缺氧、抗原抗体复合物等，可引起血管内皮细胞损伤和内膜通透性增加，从而促进脂质的渗入。脂蛋白通过血管内膜后，被平滑肌细胞吞噬、水解而释出游离胆固醇，后者与亚油酸结合成胆固醇亚油酸酯滴，细胞内脂滴过多即形成泡沫细胞。泡沫细胞堆积、坏死、纤维化和钙化，释出的脂质与坏死产物混合形成粥样斑块。

（2）血栓形成和血小板聚集学说：认为本病开始于动脉内膜损伤后血小板聚集，随后发生纤维蛋白沉积而形成微血栓，后者被增生的内皮细胞覆盖而并入动脉壁，血栓中的血小板和白细胞崩解而释出脂质，逐渐形成粥样斑块。

目前认为动脉粥样硬化的发生，可能有下述变化：血管壁内皮细胞损伤，血小板黏附聚集。

二、病理解剖

病变常累及大、中动脉分支开口处或血管固定于周围组织的部位。早期病变始于儿童期，为脂肪条纹，镜下示内膜下平滑肌呈病灶性堆积，细胞内外有脂质沉着。纤维斑块为进展性损害，多见于成年人，为圆形或卵圆形病损，其表层为透明变性的纤维组织，深层为泡沫细胞及胆固醇结晶。

粥样斑块为典型病变，是由坏死崩解物与脂质混合而成的粥样物质，斑块周围有少量淋巴细胞浸润和钙化，斑块下平滑肌萎缩和纤维化。病变扩大、破裂形成溃疡及继发血栓形成的斑块，称为复合性斑块，易造成动脉管腔阻塞。

三、临床表现

（一）主动脉粥样硬化

动脉壁弹性降低，引起收缩压升高，脉压增大，在血流冲击下主动脉屈曲延长及扩张。常无症状。

（二）冠状动脉粥样硬化

若管腔狭窄达 50%以上，可出现心肌缺血，产生冠状动脉硬化性心脏病。

（三）脑动脉粥样硬化

可引起脑供血不足，产生头晕、头痛等症状，严重者可引起脑血栓形成或脑血管破裂出血。后期可引起脑萎缩而有智力下降、行动反常或痴呆等症状。

（四）肾动脉粥样硬化

可引起夜尿增多及肾功能减退。

（五）四肢动脉粥样硬化

以下肢受累较多见，引起间歇性跛行，足背动脉搏动减弱或消失，严重者发生坏疽。

四、诊断

40 岁以上患者有上述临床表现而能排除其他疾病，应考虑本病，必要时做心电图、超声心动图、放射性核素心、脑、肾扫描或选择性血管造影，可明确诊断。临床上本病应与炎症性动脉病变及先天性动脉病变相鉴别。

五、治疗及预防

（一）控制易患因素

控制易患因素如治疗高血压、高血脂、糖尿病等，提倡不吸烟。

（二）一般治疗

合理饮食，总热量不要过高，防止超重。多进食富含维生素（蔬菜、水果）和蛋白质（瘦肉、鸡、鱼、豆制品等）食物，尽可能以植物油作为食用油。坚持适当体力活动（如散步、健身操或适于老年人的舞蹈），以不引起疲劳为度。合理安排生活和工作，保持心情愉快。

（三）降血脂药物

可选用消胆安、安妥明、烟酸或有降血脂作用的中成药。

（四）抗血小板药物

常用小剂量阿司匹林每日 25～50mg 或潘生丁每日 50～75mg。必要时二者合用。

（五）外科手术

对狭窄或闭塞的血管施行再通术或重建术。对冠状动脉硬化可施行经皮腔内冠状动脉成形术，或冠状动脉旁路移植术。

第二节　冠状动脉硬化性心脏病

冠状动脉粥样硬化，引起管腔狭窄或闭塞，导致心肌缺血而引起的心脏病，称为冠状动脉（粥样）硬化性心脏病，简称冠心病。为动脉粥样硬化导致器官病变的最常见类型。本病多发生于 40 岁以上，男性多于女性，是引起中老年人死亡的主要病因之一。尽管我国冠心病的患病率比欧美低，但近年来患病率有升高的趋势，急需大力开展冠心病的防治。

一、临床类型

（一）隐性或无症状性冠心病

无症状但所见有冠状动脉造影阳性。

（二）心绞痛

由冠状动脉供血不足所引起的心肌缺血性疼痛综合征。

（三）心肌梗死

因冠状动脉某一主支急性闭塞，导致急性心肌缺血性坏死所致。

（四）心肌硬化

长期心肌缺血导致心肌纤维化，可表现为心脏增大、心力衰竭或心律失常。

（五）猝死

猝死多为心脏局部发生电生理紊乱引起严重心律失常所致。

二、诊断

根据第一届全国内科学术会议的建议，使用世界卫生组织通过的本病的命名及诊断标准。

三、治疗

治疗方法包括治疗动脉粥样硬化，改善心肌的血供，防治心绞痛与心肌梗死，控制心力衰竭、心律失常及心脏复苏等措施。

第三节　心肌炎

心肌炎是心肌局限或弥散性的急性、亚急性或慢性炎症。按病因可将心肌炎分为三类：①感染性心肌炎（如细菌、病毒、真菌、立克次体、螺旋体及原虫引起的心肌炎）；②过敏变态反应性心肌炎（如风湿热、系统性红斑狼疮、硬皮病及结节病等的心肌炎）；③化学、物理因素或药物所致的心肌炎（如电击、放射性损伤、奎尼丁、三价锑、吐根素、异丙肾上腺素、三环类制剂等引起的心肌炎）。临床上以病毒性心肌炎较多见。本节重点叙述病毒性心肌炎。

一、病因及发病机制

各种病毒都可以引起心肌炎。其中以柯萨奇、埃可、脊髓灰质炎病毒所致的心肌炎较为多见，流感、副流感病毒及腺病毒亦可引起心肌炎。

本病的发生可能是病毒对心肌的直接侵犯，以及抗原抗体复合物对心肌的损害。实验中将病毒注入血循环后可造成心肌炎。在起病 9d 以内，患者或动物的心肌中可分离出病毒；9d 之后心肌内已不能再找到病毒，但心肌炎仍在继续。有些患者的心肌中可能发现抗原抗体复合物。病毒性心肌炎迁延不愈者，一些临床检验如抗核抗体、抗心肌抗体、抗补体的阳性检出率较正常人的高，提示其免疫功能低下。

二、病理

病变可为局限性弥散性，轻重不一。轻者的病变在大体标本上不易发现，需显微镜检查才能做出诊断。重者肉眼可见心肌非常松弛，呈灰色或黄色，心腔扩大。镜检可见心肌与血管周围有细胞浸润，以单核细胞为主，心肌细胞变性坏死。病变可累及传导组织，亦可累及心包成为病毒性心肌心包炎。心肌细胞坏死后由结缔组织代替。

三、临床表现

轻、重差别很大，取决于病变的范围和程度。轻者可无症状，重者可发生心力衰竭、严重心律失常以致猝死。

（一）症状

一般有原发病毒感染症状，如发热、咽痛、腹泻、全身酸痛等。1～3周后出现心肌炎症状，如胸闷、气短、多汗、心前区隐痛、心悸、乏力、头晕等。部分患者以心律失常为主要表现。少数患者有昏厥，急性心力衰竭或心源性休克。

（二）体征

可有心脏增大。安静时心率增快且与体温升高不相称，或有心动过缓。心尖区第一心音减弱，或呈单一的胎心样。常有心尖区三级以下的收缩期杂音，心肌炎好转后可消失。重症患者可有舒张期奔马律、交替脉及心功能不全的表现。半数以上患者有心律失常，以期前收缩与房室传导阻滞最常见。

四、辅助检查

（一）实验室检查

急性期白细胞计数可升高，血沉增快，少数患者血清转氨酶、肌酸磷酸激酶增高。慢性期正常。

（二）心电图检查

心电图可有ST段移位，T波减低或倒置，可有房性、室性或交界区性期前收缩，心房颤动，阵发性心动过速及各种类型的传导阻滞（约1/3患者有一度至三度房室传导阻滞）；QT间期延长。

（三）X线检查

轻症者无异常变化。病变弥散者有心影增大，搏动减弱，严重者可见肺充血或肺水肿征象。

（四）病毒学检查

可从咽拭子或粪便中分离出病毒，血清中特异抗体可增高。

五、诊断与鉴别诊断

凡有心脏扩大、心律失常、心电图上 ST-T 改变、发病前有上呼吸道或胃肠道病毒感染史者，应考虑心肌炎的可能。病毒性心肌炎应与风湿性心肌炎、其他病因引起的感染性、中毒性心肌炎相鉴别。

六、治疗

治疗原发病和心肌炎。有心脏扩大或伴有心律失常者应卧床休息，直至临床症状消失。

饮食应进食易消化、富含维生素和蛋白质的食物。有些清热解毒药如连翘、大青叶、板蓝根、虎杖等有抗病毒作用，可以试用。促进心肌代谢药如三磷酸腺苷（ATP）、肌苷、环磷腺苷、辅酶 A 及 1,6-二磷酸果糖等在治疗中可能有辅助作用。

对心力衰竭应及时控制，但应用洋地黄类强心苷时须谨慎，因易出现毒性反应。若出现严重心律失常，应针对不同类型予以抗心律失常药治疗。有三度房室传导阻滞者，应安置临时起搏器。

肾上腺皮质激素可使严重心肌炎患者的心力衰竭好转，严重心律失常如高度房室传导阻滞减轻或消除，但在急性期应用激素，可抑制干扰素的合成，加速病毒增殖，引起感染扩散，尤其在起病最初 10d 内。因此，仅在病情严重时考虑应用肾上腺皮质激素治疗。可采用地塞米松每日 5～10mg 静脉滴注或泼尼松 30mg 口服，待病情好转后迅速减量停用，疗程一般不超过 2 周。

第四节 急性心包炎

急性心包炎是心包膜脏层和壁层的急性炎性病变，常是全身性疾病的一部分，或由邻近组织病变蔓延而来。

一、病因

（一）急性非特异性

以非特异性和病毒性多见。

（二）感染性

如病毒（柯萨奇病毒最为常见，肠道病毒次之）、细菌、真菌、寄生虫等。

（三）自身免疫性

风湿热、结缔组织病、药物性（肼屈嗪、青霉素、普鲁卡因胺等）。

（四）代谢性疾病

如尿毒症、痛风。

（五）邻近器官疾病

急性心肌梗死、胸膜炎、主动脉夹层、肺梗死。

（六）其他

肿瘤性及物理因素（外伤、放射性）等。

二、病理

根据病理变化，急性心包炎分为纤维蛋白性或渗出性两种。积液多黄色清亮，偶可混浊、化脓性或血性，如并发心外下心肌炎，如范围较广称为心肌心包炎。

三、临床表现

（一）症状

多有原发性疾病的症状。急性心包炎本身的症状如下。

（1）全身症状：可有发热、心悸、出汗、乏力、食欲缺乏等，与原发性疾病的症状有时难以区分。

（2）心前区疼痛：主要见于纤维蛋白渗出阶段。心前区疼痛常于体位改变、深呼吸、咳嗽、吞咽、左侧卧位时加剧，可向左肩、左臂及上腹部放射，呈尖锐的剧痛或沉重闷痛。非特异性心包炎的疼痛较明显，结核性及尿毒症性心包炎的疼痛则较轻。

（3）心包积液压迫症状：心包渗液量多或积聚过快，可压迫心脏，称为心脏压塞。此时可出现呼吸困难、面色苍白、烦躁不安、发绀、上腹部疼痛、水肿，低血压甚至休克，心包积液压迫肺、支气管及大血管，可出现激惹性咳嗽、呼吸浅而快速，患者常取坐位使心包渗液向下及向前移位，以减轻压迫症状。喉返神经受压可出现声音嘶哑，食管受压可有吞咽困难。

（二）体征

1.心包摩擦音

心包摩擦音是发炎而变得粗糙的心包脏层和壁层在心脏活动时相互摩擦而产生的声音，呈抓刮样粗糙的高频声音，局限于胸骨下段的左缘，一般在收缩期和舒张期均可听到，持续存在数小时、数天或数周，于渗液增多使心包两层完全分离时消失。

2.心包积液

心包积液量在 200～300mL 以上或渗液迅速积聚时产生以下体征。

（1）心脏体征：心尖冲动减弱或消失，心浊音界向两侧扩大，积液较多时心浊音界随体位改变，坐位时下界增宽，卧位时心底部浊音界加宽。听诊心音轻而远，心率增快，少数病例可闻及心包叩击音。

（2）心脏压塞的征象：快速心脏压塞时心搏出量明显减少，心率加速，脉搏细弱，动脉收缩压下降，严重者出现休克。慢性心脏压塞时有体循环淤血，包括静脉压增高、颈静脉怒张、肝大和水肿。约半数患者有奇脉。

（3）左肺受压征象：主要压迫左肺下叶，可出现左肩胛下叩诊浊音，语颤增强，并听到支气管呼吸音。

四、检查

（一）化验检查

化脓性心包炎时血白细胞计数和中性粒细胞增多。血沉增快。心包抽液检查可确定渗液性质，涂片和培养有助于确定感染原。

（二）心电图检查

心包炎症波及心外膜下心肌，出现多个导联 ST 段抬高，经数日至数周后恢复，继而出现 T 波低平或倒置，心包积液时常有 QRS 波低电压和心动过速。

（三）X 线检查

心包积液量超过 300mL 时，可出现心影增大呈烧瓶状，心膈角变锐，心影随体位改变而移动，心搏动减弱，肺野常清晰。

（四）超声心动图检查

可显示心包积液（液性暗区），并可大概估计积液量。

五、诊断与鉴别诊断

在心前区听到心包摩擦音，可确立急性心包炎的诊断。根据病史、体征及实验室检查，亦不难做出急性心包炎诊断。超声心动图检查对心包积液与心脏增大的鉴别很有帮助，而心包穿刺抽液检查有助于确定病因，为治疗提供依据。

六、治疗

（一）一般治疗

卧床休息，呼吸困难者取半卧位，吸氧，胸痛者给予镇静剂，加强支持疗法。

（二）病因治疗

结核性心包炎应尽早给予抗结核治疗，需足够的剂量和较长的疗程，直至结核活动停止后一年左右再停药。化脓性心包炎应选用有效的抗生素，常需 2 种以上抗生素联合应用，剂量要足够，并反复行心包抽脓及往心包腔内注入抗生素，必要时做心包切开引流。非特异性心包炎，一般对症治疗，肾上腺皮质激素可能有效。风湿性心包炎时应加强抗风湿治疗，通常对肾上腺皮质激素反应较好。

（三）解除心脏压塞

有心脏压塞者应施行心包穿刺抽液减压。穿刺前应先做超声心动图检查，确定穿刺部位和方向。穿刺针与心电图胸导联电极相连接，进行心电图监护。穿刺的常用部位有两处：①胸骨剑突与左肋缘相交处，针尖向上略向后，紧贴胸骨后面推进，穿刺时患者采取半卧位。此处穿刺对渗液量少者易成功，不经过胸腔，适用于化脓性心包炎。②左侧第五肋间心浊音界内侧 1～2cm 处，针尖向内后方指向脊柱，如觉有心脏搏动，应将针稍后退。抽液不宜过快。

第五节　高脂血症

高脂血症是由于脂肪代谢或运转异常，使血浆中的一种或多种脂质高于正常值，称为高脂血症。脂质不溶或微溶于水，必须与蛋白质结合以脂蛋白形式存在，因此，高脂血症也称高脂蛋白血症。在人体血浆中，含有人体所需要的脂质成分，称为血脂，血脂包括脂肪和类脂。脂肪是人体内含量最多的脂类，是体内的一种主要能量来源，主要是三酰甘油（甘油三酯）；类脂是生物膜的基本成分，约占体重的 5%，是磷脂、糖脂和固醇的总称。高脂血症是指各种原因引起血浆中血脂水平升高的一类疾病。

一、病因和发病机制

（一）病因

高脂血症病因繁多而复杂，主要是由下列因素所致。

1.遗传因素

遗传因素可通过多种机制引起高脂血症，某些可能发生在细胞水平上，主要表现为细胞表面脂蛋白受体缺陷以及细胞内某些酶的缺陷，也可发生在脂蛋白或载脂蛋白的分子上，多由于基因缺陷引起。

2.饮食因素

饮食因素作用比较复杂，高脂蛋白血症患者中有相当大的比例是与饮食因素密切相关的，糖类摄入过多，可影响胰岛素分泌，加速肝脏极低密度脂蛋白的合成，易引起高三酰甘油血症。胆固醇和动物脂肪摄入过多与高胆固醇血症形成有关。

3.其他原发疾病

这些疾病包括糖尿病、肝病、肾脏疾病、肥胖症、异常球蛋白血症等。

（二）发病机制

高脂血症由极低密度脂蛋白（VLDL）产生过多或清除障碍以及 VLDL 转变成低密度脂蛋白（LDL）过多所致。肥胖、糖尿病、酒精过量、肾病综合征或基因缺陷可引起肝脏 VLDL 产生过多。LDL 和总胆固醇（TC）增高亦常与高三酰甘油血症相关联，LDL 的清除障碍和 apoB 的结构缺陷有关。

当食物中的胆固醇（乳糜微粒的残余部分）到达肝脏时，引起细胞内的胆固醇（或肝细胞的胆固醇代谢产物）升高，抑制了 LDL-受体合成，亦抑制了 LDL 基因的转录，受体数量的下降引起血浆 LDL 和 TC 水平增高。饱和脂肪酸亦使血浆 LDL 和 TC 水平增高，作用机制使 LDL 受体功能下降。在美国，食物胆固醇和饱和脂肪酸的摄入量很高，LDL 血浆水平可高达 25～40mg/dL（0.65～1.03mmol/L），这使冠心病的发病率显著升高。

二、临床表现

高脂血症的临床表现主要有以下两个方面：一是脂质在真皮内沉积所引起的黄色瘤；二是脂质在血管内皮沉积所引起的动脉粥样硬化，产生冠心病及周围血管病等。

（一）黄色瘤

黄色瘤是一种异常的局限性皮肤隆凸起，其颜色可为黄色、橘黄色或棕红色，多呈结节、斑块或丘疹形状，质地一般柔软。主要是由于真皮集聚了吞噬脂质的巨噬细胞（又名黄色瘤细胞）所致。根据黄色瘤形态及发生部位可分为下列 6 种。

1.肌腱黄色瘤

这是一种特殊类型的结节状黄色瘤，发生在肌腱部位，常见于跟腱、手或足背伸侧肌腱、膝部股直肌和肩三角肌腱等处。为圆或卵圆形质硬的皮下结节，与其上皮肤粘连，边界清楚。这种黄色瘤常是家族性高胆固醇血症的特征性表现。

2.掌皱纹黄色瘤

这是一种发生于手掌部的条状扁平黄色瘤，呈橘黄色轻度凸起，分布于手掌及手指间皱褶处。

3.结节性黄色瘤

结节性黄色瘤发展缓慢，好发于肘、膝、指节伸处以及髋、踝、臀等部位。为圆形结节，大小不一，边界清楚。早期柔软，后期由于损害纤维化，质地变硬。见于家族性高脂蛋白血症及家族性高胆固醇血症。

4.结节疹性黄色瘤

结节疹性黄色瘤好发于肘部、四肢伸侧和臀部，皮损常在短期内成批出现，呈结节状有融合趋势。疹状黄色瘤常包绕结节状黄色瘤。瘤皮肤呈橘黄色，常伴有炎性基底。见于家族性高脂蛋白血症。

5.疹性黄色瘤

疹性黄色瘤表现为针头或火柴头大小丘疹，橘黄或棕黄色伴有炎性基底，有时口腔黏膜也可受累。主要见于高三酰甘油血症。

6.扁平黄色瘤

扁平黄色瘤是较为常见的一种黄色瘤。表现为眼睑周围处发生橘黄色略高出皮肤的扁平丘疹状或片状瘤，边界清楚，质地柔软。泛发的可波及面、颈、躯干和肢体，为扁平淡黄色或棕黄色丘疹。常见于各种高脂血症。

（二）动脉粥样硬化

高脂血症可导致动脉粥样硬化，进而导致众多相关疾病，其中最常见的一种致命性疾病是冠心病。该病对身体的损害是隐匿、逐渐、进行性和全身性的，其直接损害可加速全身动脉粥样硬化，因为全身的重要器官都要依靠动脉供血、供氧，因此，一旦动脉被粥样斑块堵塞，就会导致严重后果。

动脉硬化还可引起急性胰腺炎、肾衰竭、脑卒中、心肌梗死、血压升高、脂肪肝、肝硬化、胆石症、眼底出血、失明、周围血管疾病，跛行、高尿酸血症等。

三、分类

（一）常规检查

血脂常规检查的项目包括总胆固醇、极低密度脂蛋白胆固醇、三酰甘油以及载脂蛋白 A 与 B 的比值各项。

（1）总胆固醇理想值＜5.2mmol/L（200mg/dL）。

边缘升高值 5.23～5.69mmol/L（201～219mg/dL）。

升高值＞5.72mmol/L（＞220mg/dL）。

（2）极低密度脂蛋白胆固醇理想值＜3.12mmol/L（＜120mg/dL）。

边缘升高值 3.15～3.61mmol/L（121～139mg/dL）。

升高值＞3.61mmol/L（＞140mg/dL）。

（3）三酰甘油理想值＜1.70mmol/L（＜150mg/dL）。

升高值＞1.70mmol/L（＞150mg/dL）。

（4）载脂蛋白 A 与 B 的比值正常应在 1.30 左右，血脂异常时 A 与 B 比值往往降至 1.0 以下。

（二）临床上高脂血症分型

临床上高脂血症分为 5 种类型：即 I、II、III、IV 和 V 型，5 型中的任何一型脂蛋白代谢异常都会导致某种特定脂蛋白升高。通过判断那种脂蛋白升高，就可诊断是哪一种类型高脂血症。I 型少见，由于脂蛋白脂酶缺乏，导致乳糜微粒水平升高，并伴有三酰甘油水平升高和胆固醇水平轻度升高。II 型常见，是与动脉粥样硬化密切相关的一型，主要为极低密度脂蛋白（LDL）增高，LDL 以正常速度产生，但由于细胞表面 LDL 受体减少，对 LDL 血浆清除率下降，导致其在血浆中堆积。因为 LDL 是胆固醇主要载体，所以患者血浆中胆固醇水平升高。III 型不常见，是一种异常脂蛋白疾病，含异常升高的脂蛋白，与正常型 LDL 比较，含三酰甘油较高。IV 型常见，主要特征是 LDL 升高，由于 LDL 是肝内合成的三酰甘油和胆固醇的主要载体，因此引起三酰甘油升高和胆固醇水平升高。V 型，乳糜微粒和 LDL 都升高，由于这种脂蛋白运载体内含绝大多数三酰甘油，所以 V 型高脂血症中，血浆三酰甘油水平显著升高，胆固醇轻微升高。

四、预防

高脂血症的预防，首先强调病因预防，去除和控制可能病因、诱因及其他影响因素。

（一）改善膳食

少吃动物脂肪及内脏、甜食及淀粉类食物，多吃植物蛋白、植物油类、蔬菜水果以及鱼类。

（二）减轻体重

应在医师指导下逐渐减轻体重，最好以每月减重 1～2kg 为宜，降体重时饮食原则是低脂肪、低糖、足够蛋白质饮食。

（三）加强体育锻炼

有氧运动每周至少 3 次，每次半小时以上。

（四）戒烟、酒

戒除吸烟嗜好，少饮酒甚至不饮酒。

（五）控制影响血脂的其他疾病

如高血压、冠心病及糖尿病等，定期化验血脂，以期早治。

五、治疗

（一）饮食治疗

高脂血症确诊后，首先应进行饮食调节：一是限制高脂肪食品摄入，严格选择胆固醇含量低的食品，如蔬菜、豆制品、瘦肉、海带等，多吃含纤维素蔬菜，如韭菜、芹菜等，可减少肠内胆固醇的吸收。二是限制甜食，糖可在肝脏中转化为内源性三酰甘油，使血浆中三酰甘油的浓度增高，所以应限制其摄入。

（二）药物治疗

常用降脂药物有以下 3 类。

1.胆酸结合树脂：如考来烯胺，每日 3 次，每次 4～5g 口服；考来替泊，每日 3 次，每次 4～5g。用药期间，宜定期做血常规、肝功能和血电解质检查。

2.烟酸类：用于治疗高胆固醇和高三酰甘油血症同时存在者，开始 0.1g，每天 3 次，以后根据血脂变化和耐受程度，增加至 1～2g，每天 3 次，有皮肤潮红、瘙痒、胃部不适、消化不良、血糖升高、血尿酸升高、消化性溃疡等不良反应，用药时要注意查肝功能。阿昔莫司，每晚睡前服 250～500mg，如病情需要可在早餐时加服 250mg。

3.苯氧芳酸类：如氯贝特，每次口服 0.5g，每天 3 次。

（三）运动疗法

加强体力活动和体育锻炼，体力活动不仅能增加热能消耗，而且可以增强机体代谢，提高体内脂蛋白酶活性，有利于三酰甘油的运输和分解，从而降低血中的脂质。

第二章　胃肠外科疾病

第一节　胃癌

胃癌是我国最常见的恶性肿瘤之一，死亡率居恶性肿瘤首位。胃癌多见于男性，男女之比约为2：1。平均死亡年龄为61.6岁。

一、病因及发病机制

病因及发病机制尚不十分清楚，与以下因素有关。

（一）病因

1.地域环境

地域环境不同，胃癌的发病率也大不相同，发病率最高的国家和最低的国家之间相差可达数十倍。在世界范围内，日本发病率最高，美国则很低。我国的西北部及东南沿海各省的胃癌发病率远高于南方和西南各省。生活在美国的第二代、第三代日本移民由于地域环境的改变，发病率逐渐降低。而苏联靠近日本海地区的居民胃癌的发病率则是苏联中、西部的2倍之多。

2.饮食因素

饮食因素是胃癌发生的最主要原因。具体因素如下所述。

（1）含有致癌物：如亚硝胺类化合物、真菌毒素、多环烃类等。

（2）含有致癌物前体：如亚硝酸盐，经体内代谢后可转变成强致癌物亚硝胺。

（3）含有促癌物：如长期高盐饮食破坏了胃黏膜的保护层，使致癌物直接与胃黏膜接触。

3.化学因素

（1）亚硝胺类化合物：多种亚硝胺类化合物均致胃癌。亚硝胺类化合物在自然界存在的不多，但合成亚硝胺的前体物质亚硝酸盐和二级胺却广泛存在。亚硝酸盐及二级胺在pH1～pH3或细菌的作用下可合成亚硝胺类化合物。

（2）多环芳烃类化合物：最具代表性的致癌物质是3，4-苯并芘。污染、烘烤及熏制的食品中3，4-苯并芘含量增高。3，4-苯并芘经过细胞内粗面内质网的功能氧化酶活化成二氢二醇环氧化物，并与细胞的DNA、RNA及蛋白质等大分子结合，致基因突变而致癌。

4.幽门螺杆菌（Hp）

1994年WHO国际癌症研究机构得出"Hp是一种致癌因子，在胃癌的发病中起病因作用"的结论。Hp感染率高的国家和地区常有较高的胃癌发病率，且随着Hp抗体滴度的升高胃癌的危险性也相应增加。Hp感染后是否发生胃癌与年龄有关，儿童期感染Hp发生胃癌的危险性增加，而成年后感染多不足以发展成胃癌。Hp致胃癌的机制如下：①促进胃黏膜上皮细胞过度增生；②诱导胃黏膜细胞凋亡；③Hp的代谢产物直接转化胃黏膜；④Hp的DNA转换到胃黏膜细胞中致癌变；⑤Hp诱发同种生物毒性炎症反应，这种慢性炎症过程促使细胞增生和增加自由基形成而致癌。

5.癌前疾病和癌前病变

癌前疾病和癌前病变是两个不同的概念。胃的癌前疾病指的是一些使胃癌发生危险性明显增加的临床情况，如慢性萎缩性胃炎、胃溃疡、胃息肉、胃黏膜巨大皱襞症、残胃等；胃的癌前病变指的是容易发生癌变的胃黏膜病理组织学变化，但其本身尚不具备恶性改变。现阶段得到公认的是不典型增生。不典型增生的病理组织学改变主要是细胞的过度增生和丧失了正常的分化，在结构和功能上部分地丧失了与原组织的相似性。不典型增生分为轻度、中度和重度三级。一般而言重度不典型增生易发生癌变，不典型增生是癌变过程中必经的一个阶段，这一过程是一个谱带式的连续过程，即正常→增生→不典型增生→原位癌→浸润癌。

此外，遗传因素、免疫监视机制失调、癌基因（如C-met、K-ras基因等）的过度表达和抑癌基因（如p53、APC、MCC基因等）突变、重排、缺失、甲基化等变化都与胃癌的发生有一定的关系。

（二）肿瘤位置

1.初发胃癌

将胃大弯、胃小弯各等分为 3 份，连接其对应点，可分为上 1/3（U）、中 1/3（M）和下 1/3（L）。每个原发病变都应记录其二维的最大值。如果 1 个以上的分区受累，所有的受累分区都要按受累的程度记录，肿瘤主体所在的部位列在最前如 LM 或 UML 等。如果肿瘤侵犯了食管或十二指肠，分别记为 E 或 D。胃癌一般以 L 区最为多见，约占半数，其次为 U 区，M 区较少，广泛分布者更少。

2.残胃癌

肿瘤在吻合口处（A）、胃缝合线处（S）、其他位置（O）、整个残胃（T）、扩散至食管（E）、十二指肠（D）、空肠（J）。

（三）大体类型

1.早期胃癌

早期胃癌指病变仅限于黏膜和黏膜下层，而不论病变的范围和有无淋巴结转移。癌灶直径 10mm 以下称小胃癌，5mm 以下称微小胃癌。早期胃癌分为三型：①Ⅰ型，隆起型；②Ⅱ型，表浅型，包括三个亚型，Ⅱa 型，表浅隆起型；Ⅱb 型，表浅平坦型；Ⅱc 型，表浅凹陷型；③Ⅲ型，凹陷型。如果合并两种以上亚型时，面积最大的一种写在最前面，其他依次排在后面，如Ⅱc＋Ⅲ。

Ⅰ型和Ⅱa 型鉴别：Ⅰ型病变厚度超过正常黏膜的 2 倍，Ⅱa 型的病变厚度不到正常黏膜的 2 倍。

2.进展期胃癌

进展期胃癌指病变深度已超过黏膜下层的胃癌。按 Borrmann 分型法分为四型：①Ⅰ型，息肉（肿块）型；②Ⅱ型，无浸润溃疡型，癌灶与正常胃界限清楚；③Ⅲ型，有浸润溃疡型，癌灶与正常胃界限不明确；④Ⅳ型，弥漫浸润型。

（四）转移扩散途径

1.直接浸润

直接浸润是胃癌的主要扩散方式之一。当胃癌侵犯浆膜层时，可直接浸润腹膜、邻近器官或组织，主要有胰腺、肝脏、横结肠及其系膜等，也可借黏膜下层或浆膜下层向上浸润至食管下端、向下浸润至十二指肠。

2.淋巴转移

淋巴转移是胃癌的主要转移途径，早期胃癌的淋巴转移率接近 20%，进展期胃癌的淋巴转移率高达 70%左右。一般情况下按淋巴流向转移，少数情况也有跳跃式转移。

3.血行转移

胃癌晚期癌细胞经门静脉或体循环向身体其他部位播散，常见的有肝、肺、骨、肾、脑等，其中以肝转移最为常见。

4.种植转移

当胃癌浸透浆膜后，癌细胞可自浆膜脱落并种植于腹膜、大网膜或其他脏器表面，形成转移性结节，黏液腺癌种植转移最为多见。若种植转移至直肠前凹，直肠指诊可能触到肿块。胃癌卵巢转移占全部卵巢转移癌的 50%左右，其机制除以上所述外，也可能是经血行转移或淋巴逆流所致。

5.胃癌微转移

胃癌微转移是近几年提出的新概念，定义为治疗时已经存在，但目前常规病理学诊断技术还不能确定的转移。

二、临床表现

（一）症状

早期患者多无症状，以后逐渐出现上消化道症状，包括腹上区域不适、心窝部隐痛、食后饱胀感等。胃窦癌常引起十二指肠功能的改变，可以出现类似十二指肠溃疡的症状。如果上述症状未得到患者或医师的充分注意而按慢性胃炎或十二指肠溃疡病处理，患者可获得暂时性缓解。随着病情的进一步发展，患者可逐渐出现腹上区疼痛加重、食欲减退、消瘦、乏力等；若癌灶浸润胃周血管则引起消化道出血，根据患者出血速度的快慢和出血量的大小，可出现呕血或黑便；若幽门被部分或完全梗阻则可致恶心与呕吐，呕吐物多为隔宿食和胃液；贲门癌和高位小弯癌可有进食哽噎感。此时虽诊断容易但已属于晚期，治疗较为困难且效果不佳。因此，外科医师对有上述临床表现的患者，尤其是中年以上的患者应细加分析，合理检查以避免延误诊断。

（二）体征

早期患者多无明显体征，腹上区深压痛可能是唯一值得注意的体征。晚期患者可能出现腹上区肿块、左锁骨上淋巴结肿大、直肠指诊在直肠前凹触到肿块、腹腔积液等。

三、诊断

胃镜和 X 线钡餐检查仍是目前诊断胃癌的主要方法，胃液脱落细胞学检查现已较少应用。此外，利用连续病理切片、免疫组化、流式细胞分析、RT-PCR 等方法诊断胃癌微转移也取得了一些进展，本节也将做一简单介绍。

（一）纤维胃镜

纤维胃镜优点在于可以直接观察病变部位，且可以对可疑病灶直接钳取小块组织做病理组织学检查。胃镜的观察范围较大，从食管到十二指肠都可以观察及取活检。检查中利用刚果红、亚甲蓝等进行活体染色可提高早期胃癌的检出率。若发现可疑病灶应进行活检，为避免漏诊，应在病灶的四周钳取 4～6 块组织，不要集中一点取材或取材过少。

（二）X 线钡餐检查

X 线钡餐检查通过对胃的形态、黏膜变化、蠕动情况及排空时间的观察确立诊断，痛苦较小。近年来，随着数字化胃肠造影技术逐渐应用于临床使影像更加清晰，分辨率大为提高，因此，X 线钡餐检查仍是目前胃癌的主要诊断方法之一。其不足是不能取活检，且不如胃镜直观，对早期胃癌诊断较为困难。进展期胃癌 X 线钡餐检查所见与 Borrmann 分型一致，即表现为肿块（充盈缺损）、溃疡（龛影）或弥漫性浸润（胃壁僵硬、胃腔狭窄等）3 种影像。早期胃癌常需借助于气钡双重对比造影。

（三）影像学检查

影像学检查常用的有腹部超声、超声内镜（EUS）、多层螺旋 CT（MSCT）等。这些影像学检查除了能了解胃腔内和胃壁本身（如超声内镜可将胃壁分为 5 层对浸润深度做出判断）的情况外，主要用于判断胃周淋巴结，胃周器官肝、胰及腹膜等部位有无转移或浸润，是目前胃癌术前 TNM 分期的首选方法。分期的准确性普通腹部超声为 50%，EUS 与 MSCT 相近，在 76% 左右，但 MSCT 在判断肝转移、腹膜转移和腹膜后淋巴结转移等方面优于 EUS。此外，MSCT 扫描三维立体重建模拟内镜技术近年来也开始用于胃癌的诊断与分期，但尚需进一步积累经验。

（四）胃癌微转移的诊断

胃癌微转移的诊断主要采用连续病理切片、免疫组化、反转录聚合酶链反应（RTPCR）、流式细胞术、细胞遗传学、免疫细胞化学等先进技术，检测淋巴结、骨髓、周围静脉血及腹腔内的微转移灶，阳性率显著高于普通病理检查。胃癌微转移的诊断可为医师判断预后、选择术式、确定淋巴结清扫范围、术后确定分期及建立个体化的化疗方案提供依据。

四、鉴别诊断

大多数胃癌患者经过外科医师初步诊断后，通过 X 线钡餐或胃镜检查都可获得正确诊断。在少数情况下，胃癌需与胃良性溃疡、胃肉瘤、胃良性肿瘤及慢性胃炎相鉴别。

（一）胃良性溃疡

胃良性溃疡与胃癌相比较，胃良性溃疡一般病程较长，曾有典型溃疡疼痛反复发作史，抗酸剂治疗有效，多不伴有食欲减退。除非合并出血、幽门梗阻等严重的并发症，多无明显体征，不会出现近期明显消瘦、贫血、腹部包块甚至左锁骨上窝淋巴结肿大等。更为重要的是，X 线钡餐和胃镜检查，良性溃疡常小于 2.5cm，圆形或椭圆形龛影，边缘整齐，蠕动波可通过病灶；胃镜下可见黏膜基底平坦，有白色或黄白色苔覆盖，周围黏膜水肿、充血，黏膜皱襞向溃疡集中。而癌性溃疡与此有很大的不同，详细特征参见胃癌诊断部分。

（二）胃良性肿瘤

胃良性肿瘤多无明显临床表现，X 线钡餐为圆形或椭圆形的充盈缺损，而非龛影。胃镜则表现为黏膜下包块。

五、治疗

（一）手术治疗

手术治疗是胃癌最有效的治疗方法。胃癌根治术应遵循以下 3 点要求：①充分切除原发癌灶。②彻底清除胃周淋巴结。③完全消灭腹腔游离癌细胞和微小转移灶。

胃癌的根治度分为 3 级，A 级：D>N，即手术切除的淋巴结大于已有转移的淋巴结；切除胃组织切缘 1cm 内无癌细胞浸润。B 级：D=N，或切缘 1cm 内有癌细胞浸润，也属于根治性手术。C 级：仅切除原发灶和部分转移灶，有肿瘤残余，属于非根治性手术。

1.早期胃癌

20 世纪 50 至 60 年代曾将胃癌标准根治术定为胃大部切除加 DF 淋巴结清除术，小于这一范围的手术不列入根治术。但是多年来经过多个国家的大宗病例的临床和病理反复实践与验证，发现这一原则有所欠缺，并提出对某些胃癌可行缩小手术，包括缩小胃的切除范围、缩小淋巴结的清除范围和保留一定的脏器功能。这样使患者既获得了根治又有效地减小了手术的侵袭、提高了手术的安全性和手术后的生存质量。常用的手术方式有以下 2 种：①内镜或腔镜下黏膜切除术，适用于黏膜分化型癌，隆起型<20mm、凹陷型（无溃疡形成）<10mm。该术式创伤小但切缘癌残留率较高，达 10%。②其他手术，根据病情可选择各种缩小手术，常用的有腹腔镜下或开腹胃部分切除术、保留幽门的胃切除术、保留迷走神经的胃部分切除术和 D1 手术等，病变范围较大的则应行 D2 手术。早期胃癌经合理治疗后黏膜癌的 5 年生存率为 98.0%、黏膜下癌为 88.7%。

2.进展期胃癌

根治术后 5 年生存率一般在 40%左右。对局限性胃癌未侵犯浆膜或浆膜为反应型、胃周淋巴结无明显转移的患者，以 DF 手术为宜。一些学者认为扩大胃周淋巴结清除能够提高患者术后 5 年生存率，并且淋巴结的清除及病理学检查对术后的正确分期、正确判断预后、指导术后监测和选择术后治疗方案都有重要的价值。

3.胃癌根治术

胃癌根治术包括根治性远端或近端胃大部切除术和全胃切除术 3 种。根治性胃大部切除术的胃切断线依胃癌类型而定，Borrmann I 型和 Borrmann II 型可少一些、BorrmannIII型则应多一些，一般应距癌外缘 4～6cm 并切除胃的 3/4～4/5；根治性近端胃大部切除术和全胃切除术应在贲门上 3～4cm 切断食管；根治性远端胃大部切除术和全胃切除术应在幽门下 3～4cm 切断十二指肠。以 L 区胃癌，D2 根治术为例说明远端胃癌根治术的切除范围：切除大网膜、小网膜、横结肠系膜前叶和胰腺被膜；清除 N1 淋巴结 3、4d、5、6 组；N2 淋巴结 1、7、8a、9、11p、12a、14v 组；幽门下 3～4cm 处切断十二指肠；距癌边缘 4～6cm 切断胃。根治性远端胃大部切除术后消化道重建与胃大部切除术后相同。根治性近端胃大部切除术后将残胃与食管直接吻合，要注意的是其远侧胃必须保留全胃的 1/3 以上，否则残胃将无功能。根治性全胃切除术后消化道重建的方法较多，常用的有：①食管空肠 Rouxen-Y 法，应用较广泛并在此基础上演变出多种变法。②食管空肠袢式吻合法，常用 Schlatter 法，也有多种演变方法。全胃切除术后的主要并发症有食管空肠吻合口瘘、食管空肠吻合口狭窄、反流性食管炎、排空障碍、营养性并发症等。

4.扩大胃癌根治术与联合脏器切除术

扩大胃癌根治术是指包括胰体、胰尾及脾在内的根治性胃大部切除术或全胃切除术。联合脏器切除术是指联合肝或横结肠等脏器的切除术。联合脏器切除术损伤大、生理干扰重，故不应作为姑息性治疗的手段，也不宜用于年老体弱，心、肺、肝、肾功能不全或营养、免疫状态差的患者。

5.姑息手术

姑息手术目的有二个：一是减轻患者的癌负荷；二是解除患者的症状，如幽门梗阻、消化道出血、疼痛或营养不良等。术式主要有以下 3 种：①姑息性切除，即切除主要癌灶的胃切除术。②旁路手术，如胃空肠吻合术。③营养造口，如空肠营养造口术。

6.腹腔游离癌细胞和微小转移灶的处理

术后腹膜转移是术后复发的主要形式之一。已浸出浆膜的进展期胃癌随着受侵面积的增大，癌细胞脱落的可能性也增加，为消灭脱落到腹腔的游离癌细胞，可采取如下措施。

（1）腹腔内化疗：可在门静脉内、肝脏内和腹腔内获得较高的药物浓度，而外周血中的药物浓度则较低，这样药物的不良反应就随之减少。腹腔内化疗的方法主要有两种：

①经皮腹腔内置管。②术中皮下放置植入式腹腔泵或 Tenckhoff 导管。

（2）腹腔内高温灌洗：在完成根治术后应用封闭的循环系统，以 42～45℃的蒸馏水恒温下行腹腔内高温灌洗，蒸馏水内可添加各种抗癌药物，如 ADM、DDP、MMC、醋酸氯己定等。一般用 4000mL 左右的液体，灌洗 3～10min。早期胃癌无须灌洗。T_2 期胃癌虽未穿透浆膜，但考虑到胃周淋巴结转移在 40% 以上，转移癌可透过淋巴结被膜形成癌细胞的二次脱落、术中医源性脱落及 T_2 期胃癌患者死于腹膜转移的达 1.2%～1.8%，所以也主张行腹腔内高温灌洗。至于 T_3 期与 T_4 期胃癌，腹腔内高温灌洗则能提高患者的生存期。

（二）化学治疗

胃癌对化疗药物有低度至中度的敏感性。胃癌的化疗可于术前、术中和术后进行，本节主要介绍常用的术后辅助化疗。术后化疗的意义在于在外科手术的基础上杀灭亚临床癌灶或脱落的癌细胞，以达到降低或避免术后复发、转移的目的。目前对胃癌术后化疗的疗效仍存在较大的争议，一些荟萃分析显示术后化疗患者的生存获益较小。

1.适应证

（1）根治术后患者：早期胃癌根治术后原则上不必辅以化疗，但具有下列一项以上者应辅助化疗：癌灶面积＞5cm²、病理组织分化差、淋巴结有转移、多发癌灶或年龄＜40 岁。进展期胃癌根治术后无论有无淋巴结转移，术后均需化疗。

（2）非根治术后患者：如姑息性切除术后、旁路术后、造瘘术后、开腹探查未切除及有癌残留的患者。

（3）不能手术或再发的患者：要求患者全身状态较好、无重要脏器功能不全。4 周内进行过大手术、急性感染期、严重营养不良、胃肠道梗阻、重要脏器功能严重受损、血白细胞低于 $3.5\times10^9/L$、血小板低于 $80\times10^9/L$ 等不宜化疗。化疗过程中如出现上述情况也应终止化疗。

2.常用化疗方案

已证实胃癌化疗联合用药优于单一用药。临床上常用的化疗方案及疗效如下。

（1）FAM 方案：由氟尿嘧啶（5-FU）、多柔比星（ADM）和丝裂霉素（MMC）三药组成。

用法：5-FU（600mg/m^2），静脉滴注，第 1、8、29、36 日；ADM 30mg/m^2，静脉注射，第 1、29 日；MMC 10mg/m^2，静脉注射，第 1 日。每 2 个月重复一次。有效率为 21%～42%。

（2）UFTM 方案：由替加氟/尿嘧啶（UFT）和 MMC 组成。

用法：UFT 600mg/d，口服；MMC 6～8mg，静脉注射，1 次/周。以上两药连用 8 周，有效率为 9%～67%。

（3）替吉奥（S-1）方案：由替加氟（FT）、吉莫斯特（CDHP）和奥替拉西钾三药按一定比例组成，前者为 5-FU 前体药物，后两者为生物调节剂。

用法为：40mg/m^2，2 次/d，口服；6 周为 1 个疗程，其中用药 4 周，停药 2 周。有效率为 44.6%。

近年来，胃癌化疗新药如紫杉醇类、拓扑异构酶Ⅰ抑制药、口服氟化嘧啶类、第三代铂类等备受关注，含新药的化疗方案呈逐年升高趋势，这些新药单药有效率＞20%，联合用药疗效更好，可达 50%以上。此外，分子靶向药物联合化疗也在应用和总结经验中。

（三）放射治疗

胃癌对放射线敏感性较低，因此多数学者不主张术前放疗。因胃癌复发多在癌床和邻近部位，故术中放疗有助于防止胃癌的复发。术中放疗的优点为：①术中单次大剂量（20～30Gy）放射治疗的生物学效应明显高于手术前、后相同剂量的分次照射。②能更准确地照射到癌复发危险较大的部位，即肿瘤床。③术中可以对周围的正常组织加以保护，减少放射线的不良反应。术后放疗仅用于缓解由狭窄、癌浸润等所引起的疼痛及对残癌处（非黏液细胞癌）银夹标志后的局部治疗。

（四）免疫治疗

生物治疗在胃癌综合治疗中的地位越来越受到重视。主要包括：①非特异性免疫增强剂，临床上应用较为广泛的主要有卡介苗、短小棒状杆菌、香菇多糖等。②过继性免疫制剂，属于此类的有淋巴因子激活的杀伤细胞（LAK）、细胞毒性 T 细胞（CTL）等，以及一些细胞因子，如白细胞介素-2（IL-2）、肿瘤坏死因子（TNF）、干扰素（IFN）等。

（五）中药治疗

中药治疗是通过"扶正"和"驱邪"来实现的，比如，人参、黄芪、六味地黄丸等具有促进骨髓有核细胞及造血干细胞的增生、激活非特异性吞噬细胞和自然杀伤细胞、加速 T 淋巴细胞的分裂、诱导产生干扰素等"扶正"功能。再如，健脾益肾冲剂具有清除氧自由基的"祛邪"功能。此外，一些中药可用于预防和治疗胃癌化疗中的不良反应，如恶心、呕吐、腹胀、食欲减退，白细胞、血小板减少和贫血等。

（六）基因治疗

基因治疗主要有抑癌基因治疗、自杀基因治疗、反义基因治疗、核酶基因转染治疗和基因免疫治疗等。虽然这些治疗方法目前多数还仅限于动物实验阶段，但正逐步走向成熟，有望将来成为胃癌治疗的新方法。

第二节　胃肠间质瘤

胃肠间质瘤（GIST）是一组独立源于胃肠道间质干细胞的肿瘤，属于消化道间叶性肿瘤，多呈 CD117 免疫组化染色阳性。GIST 主要依赖于早期发现和争取手术切除，但85%的患者术后会复发。不能手术者和已有转移者对常规的放疗、化疗均不敏感，预后不良，酪氨酸激酶抑制剂甲磺酸伊马替尼疗效突出，控制肿瘤效果良好。同时，由于对 GIST 基因突变认识的进一步提高，使 GIST 的诊断率显著提高。

一、临床表现

GIST 是胃肠道最常见的间叶源性肿瘤，占胃肠道恶性肿瘤的 1%～3%，年发病率为 1～2/10 000，多发于中老年患者，40 岁以下患者少见，男女发病率无明显差异。大部分 GIST 发生于胃（50%～70%）和小肠（20%～30%），结直肠占 10%～20%，食道占 0～6%，肠系膜、网膜及腹腔后罕见。

GIST 的症状依赖于肿瘤的大小和位置，通常无特异性。胃肠道出血是最常见症状。而在食管，吞咽困难症状往往也常见。部分患者因肠穿孔就诊，可增加腹腔种植和局部复发的风险。

GIST 患者第一次就诊时有 11%～47%已有转移。转移主要在肝和腹腔，淋巴结和腹外转移即使在较为晚期的患者也较为罕见。转移瘤甚至可发生在原发瘤切除后 30 年。小肠 GIST 恶性程度和淋巴结转移率最高，而食道 GIST 恶性程度低。因此，严格来说，GIST 无良性可言，或至少为一类包括潜在恶性在内的恶性肿瘤。

二、诊断

（一）实验室检查

1.血、尿、大便常规

消化道出血时红细胞计数、血红蛋白下降，白细胞升高，大便潜血阳性，少尿或尿液浓缩。腹部肿块的患者可有慢性贫血表现。

2.血生化检查

晚期肿瘤患者可出现水、电解质及酸碱平衡失调。

（二）影像学检查

1.X 线检查

腹部巨大肿块的患者可见腹部软组织影。肠梗阻的患者站立位时，可见肠胀气、阶梯状气液平等征象。

2.X 线钡剂造影

根据不同部位选择上消化道、全消化道或钡灌肠密度造影。通过钡餐或者钡灌肠检查，可显示胃肠道受肿块压迫或被推移的情况，采用侧位或斜位摄片检查间位器官的移位情况，可推测腹膜后胃肠外间质瘤（EGIST）的部位。如胃肠道造影检查显示有黏膜破坏、充盈缺损、管壁僵硬或管腔狭窄等改变，说明肿块已侵及胃肠道，便于术前对病变程度做出恰当的判断。

3.B 超检查

B 超一般可分辨肿块的个数、大小、部位及囊实性，以及肿块的血供情况。

4.CT 检查

平扫 EGIST 多呈囊实性软组织密度，肿块内可有黏液样变性或出血、坏死、囊变等，钙化少见。肿瘤多呈类圆形或分叶状，肿瘤直径较大，黏液变、囊变及坏死常见，具有侵袭性，与周围组织及器官粘连紧密，尤其是与胃肠道粘连较密切，但胃肠多呈推压、移位改变。均质实性及囊性为主的病灶相对少见，而以周边实性、中央囊性为特征的囊实性病灶相对多见。CT 增强扫描，动脉期肿块实性部分轻度不均匀强化，静脉期则呈中度到明显不均匀强化，静脉期强化程度高于动脉期，肿瘤内坏死、黏液变区未见明显强化；动脉期病灶内可见包绕侵蚀的血管影。

5.MRI 检查

MRI 检查理论上发现病变和对肿块的定位较 CT 更确切，但 MRI 检查对腹内脏器扫描图像易受呼吸、心跳和胃肠蠕动等生理运动的影响，故其作用仍较有限。

6.内镜检查

（1）电子胃镜及电子结肠镜：间质瘤可向腔内生长或腔外生长，腔内生长的间质瘤有蒂或无蒂，基底较宽，黏膜多数光滑，但有部分可出现中央溃疡，腔外生长的间质瘤有时在内镜下不易发现，体积较大的可出现外压性改变，黏膜完整。由于肿物源于胃壁或肠壁的黏膜层以下，内镜下活检常为阴性。

（2）内镜超声：适用于胃十二指肠间质瘤及结直肠间质瘤的检查，特别对于腔外生长型的间质瘤，可相对准确地测量肿物大小，包膜是否完整及与毗邻脏器的关系。并可行内镜超声引导下的针吸活检术（EUS-FNA），是术前诊断的最好方法，诊断准确性达 90%以上。

7.腹主动脉造影

腹主动脉造影可观察肿瘤的血供和血管异常，也可区分肿块在腹腔内或腹膜后。下腔静脉造影可显示下腔静脉有无受压、移位或被侵犯情况，有助于术前设计血管的处理方法。

8.穿刺活检

经 B 超或 CT 引导下细针穿刺活检，术前常可获得确诊，但是由于 EGIST 易于播散，不适当的操作还有引起出血的危险，故其应用仍有较大争议。

（三）病理免疫组化检查

对 EGIST 的诊断具有重要意义，常用的标志物有 CD117（阳性率 95%）、CD34（阳性率 70%）、SMA（阳性率 40%）、S-100（阳性率 5%）、Desmin（阳性率 2%）、DOG-1（阳性率为 92%）。

三、鉴别诊断

1.胃肠道上皮来源肿瘤

（1）息肉：蒂部明显，多数柔软，单个或多个，好发于大肠，上皮来源，GIST 好发于胃及小肠，基底宽，一般无明显蒂部，质地较韧，为实性肿物，超声内镜可见其起自黏膜下层或肌层。

（2）胃肠道癌：胃肠道癌好发于胃和结直肠，病史较短，恶病质出现较早；形态上有典型的癌性溃疡、菜花样隆起或胃肠壁僵硬浸润，活检阳性率高。

2.其他胃肠道间叶组织肿瘤

（1）平滑肌瘤或平滑肌肉瘤：该类肿瘤 CD117 和 CD34 阴性，Actin 多为弥漫强阳性，电镜下可见不同分化程度的肌丝和密体。

（2）神经鞘瘤：其典型特征是肿瘤外周可见淋巴细胞袖套样浸润，可伴有生发中心。肿瘤细胞 S-100 弥漫呈阳性，CD117 阴性。

四、治疗

（一）治疗原则

以手术治疗为主，以分子靶向治疗为辅。

（二）治疗方法

1.手术治疗

（1）手术指征：①肿瘤局限无远处转移者。②肿瘤并发大出血、肠梗阻和继发感染者急诊行手术切除。

（2）术前准备：①术前常规肠道准备，包括应用肠道抗生素、禁食、口服泻药清洁肠道、灌肠等。②对消化道大出血者，纠正休克，补充血容量，纠正水、电解质代谢及酸碱平衡失调。③对老龄患者，有效控制心肺疾病，改善营养状态，增加手术耐受程度。

（3）手术方式及要点：胃肠间质瘤的手术方式强调整块完全切除肿瘤，切缘阴性即可，切缘不需要达到 5cm，切缘 2～3cm 已经足够。其转移方式以经腹腔种植和血行转移为主，淋巴转移发生率低于 10%，故不主张进行淋巴结清扫。

2.分子靶向治疗

甲磺酸伊马替尼是一种选择性酪氨酸蛋白抑制剂，可选择性作用于胃肠间质瘤细胞 c-kit 酪氨酸激酶，阻断其介导的细胞信号传导途径，从而起到治疗作用。

用法：400～600mg，口服，每日一次。如有效，则持续服用，直到疾病进展或出现耐药后才停用。

（三）疗效及预后评估

1.疗效评估

（1）治愈：根治性切除术后，原有临床症状消失，无严重手术并发症。

（2）好转：姑息性手术后原有临床症状消失或缓解。

（3）未愈：治疗无效或未治疗。

2.预后评估

GIST 术后复发率高，为 40%～85%，绝大多数复发于首次切除的 2 年内，通常复发部位在局部、肝脏或腹腔转移，但是周围淋巴结转移很少见。GIST 完全切除后 5 年生存率为 40%～65%。姑息切除或不能手术的患者预后极差。但随着分子靶向药物的出现，晚期 GIST

患者的生存期显著延长。GIST 的预后指标尚有争议，肿瘤大小、部位、细胞核分裂数是主要的预后指标。其风险分级可归纳为以下几点。

（1）任何部位的 EGIST，肿瘤直径＜2.0cm，每 50 个高倍视野核分裂数≤5 为极低危险度。

（2）任何部位的 EGIST，肿瘤直径在 2.1～5.0cm，每 50 个高倍视野核分裂数≤5 为低危险度。

（3）任何部位的 EGIST，肿瘤直径＜5.0cm，每 50 个高倍视野核分裂数在 6～10，为中等危险度。

（4）肿瘤破裂，肿瘤直径＞5cm，每 50 个高倍视野核分裂数＞10，为高危险度。

五、预后

（1）继续治疗：对于肿瘤直径大于 10cm、腹腔内肿瘤破裂的高危患者，建议至少服用伊马替尼 1 年。

（2）定期随访腹盆腔增强 CT 或 MRI：扫描可作为常规随访项目。①中、高危患者，应该每 3 个月进行 CT 或 MRI 扫描，持续 3 年，然后每 6 个月一次，直至 5 年。②低危患者，应每 6 个月进行 CT 或 MRI 扫描，持续 5 年。③对复发转移、不可切除或新辅助治疗患者，应该密切监测肿瘤反应及病情进展。

第三节　小肠良性肿瘤

较为常见的小肠良性肿瘤包括平滑肌瘤、脂肪瘤、腺瘤、纤维瘤和血管瘤，而神经纤维瘤、黏液瘤与囊性淋巴管瘤则更为少见。据统计小肠良性肿瘤约占原发性小肠肿瘤的 18%～25%，占全部胃肠道肿瘤的 0.5%～1%。小肠良性肿瘤可见于任何年龄组，多见于 30～60 岁，男女比例在发病学上无意义。由于不同的小肠良性肿瘤在临床上并无特征性表现，故术前正确诊断极为困难。

一、病理

（一）平滑肌瘤

平滑肌瘤为小肠良性肿瘤中最常见的一种，可见于小肠的任何部位，但以空、回肠较为多见。肿瘤多为单发，瘤体圆形或椭圆形，多数在8cm以下，超过8cm多为恶性肿瘤。根据瘤体与小肠间的关系可将小肠平滑肌瘤分为肠内型、壁间型、肠外型和混合型四种。瘤体一般质地韧性硬，但较大者可因变性与坏死而变软。部分病例可恶变。

（二）脂肪瘤

脂肪瘤位于小肠黏膜下，形成大小不一的单发或多发性肿瘤，切面与体表脂肪瘤无异，很少有恶变。

（三）血管瘤

血管瘤源于黏膜下血管，可分为海绵状血管瘤、毛细血管瘤和蔓状血管瘤，以前两种多见。因瘤体膨胀性生长易致肠黏膜溃疡、急性消化道出血与肠穿孔。

（四）纤维瘤

纤维瘤源于小肠壁组织中的纤维细胞，常与其他组织成分一同构成混合瘤，如腺纤维瘤、肌纤维瘤等，有恶变倾向。

（五）腺瘤

腺瘤源于黏膜或腺体上皮，外观呈息肉状，数毫米至数厘米不等，也有恶变之可能。

二、临床表现

小肠良性肿瘤早期症状不明显，偶因其他疾病手术时被发现，也有部分患者因并发症就诊，术前正确诊断率仅20%左右。常见症状可归纳如下。

（一）腹部不适或腹痛

腹部不适或腹痛是最常见和最为早期出现的症状，占63%。引起腹痛的原因多数为肠梗阻，也可因肿瘤的牵伸、瘤体坏死继发炎症、溃疡和穿孔。疼痛部位与肿瘤发生部位有关，但大多数位于脐周及右下腹。疼痛性质可为隐痛且进食后加重，呕吐或排便后减轻，也可为阵发性绞痛、胀痛等。

（二）肠梗阻

急性完全性或慢性进行性小肠梗阻是小肠良性肿瘤常见症状之一。肠梗阻的主要原因为肠套叠，占68%，少部分为肠扭转与肠腔狭窄。临床表现为机械性小肠梗阻：反复发作性剧烈绞痛、腹胀伴肠鸣音亢进等。部分患者可触及腹部包块。平滑肌瘤、脂肪瘤、腺瘤、纤维瘤等都可致肠梗阻。临床上若遇到无腹部手术史，反复发生肠梗阻且渐加重或成年人肠套叠患者时应考虑小肠肿瘤的可能。

（三）消化道出血

9%～25%的小肠肿瘤患者有消化道出血表现，多见于平滑肌瘤、腺瘤和血管瘤。大多数患者表现为间断性柏油便或血便，但发生于十二指肠的腺瘤和平滑肌瘤以及部分空、回肠肿瘤由于肠黏膜下层血管丰富，在炎症或瘤体活动过度牵拉基底时可发生消化道大出血，表现为呕血或大量血便，此时行常规胃镜或结肠镜检查不易发现病变所在。慢性失血的患者常被误诊为缺铁性贫血。

（四）腹部包块

腹部包块的发生率各家报道不一，占30%～72%。包块可为肿瘤本身，也可为套叠之肠袢。包块多位于脐周和右下腹，移动度大、边界清楚、表面光滑、伴有或不伴有压痛。

（五）肠穿孔

肠穿孔多由肠平滑肌瘤所致，原因是肿瘤生长较大，瘤体中心缺血坏死，肠壁溃疡形成，最终引发肠穿孔。

三、诊断

除依据前述临床表现外，可根据病情和医院条件选用以下检查。

（一）X线检查

1.腹部平片

腹部平片可用于观察肠梗阻征象及有、无膈下游离气体等。

2.普通全消化道钡剂造影

普通全消化道钡剂造影可能发现的影像包括肠腔内充盈缺损与软组织阴影、某段肠腔狭窄伴其近侧扩张肠壁溃疡性龛影（常见于肠平滑肌瘤）等，但实际上由于小肠较长，影像常因小肠迂曲重叠以及检查间隔期长而导致效果不十分理想。

3.气钡双重造影

气钡双重造影可提高阳性发现率。

4.其他

低张十二指肠造影。

（二）纤维内镜

1.纤维胃、十二指肠镜

纤维胃、十二指肠镜可直接观察十二指肠内病变，超声内镜更可显示出肿瘤的原发部位及侵犯肠壁的层次。

2.小肠镜

理论上讲可观察小肠内病变，但实际上成功率较低。

3.纤维结肠镜

纤维结肠镜可对小部分患者回肠末端的病变进行观察与活检。

（三）其他影像学检查

对表现为腹部包块或疑有腹部包块的患者可根据情况选用 B 超、CT 或 MRI 等项检查，以确定包块的位置并估计其来源。

四、治疗

小肠良性肿瘤可致肠套叠、肠穿孔、消化道出血等严重并发症，部分有恶变的可能，因此无论是在腹部手术中偶然发现还是患者在就诊时发现都应手术治疗。根据病情可行小肠局部切除或小肠部分切除术。对发生在十二指肠乳头周围的腺瘤如无法行局部切除，也可行胰头十二指肠切除术。

第四节 小肠恶性肿瘤

一、病理

（一）恶性淋巴瘤

主要有淋巴肉瘤、网织细胞肉瘤和霍奇金病三类，国内统计这三类分别占比为 52.7%、36.5% 和 10.8%。由于远端小肠有丰富的淋巴组织，故恶性淋巴瘤以回肠最为多见。约 40% 的病例为多发，多发灶可能为转移性，也可能为多源性病变。恶性淋巴瘤大体上可分为扩张、缩窄、溃疡与息肉四种类型，以前两者多见。恶性淋巴瘤早期即可发生区域性淋巴转移，晚期可转移至肝、脑等器官，也可直接侵犯邻近器官。

（二）腺癌

小肠癌大体上可分为息肉型、溃疡型和缩窄型。按发生部位可分为十二指肠癌和空、回肠癌。十二指肠虽其长度不到小肠的 10%，但却占全部小肠癌的 33%～48%。十二指肠癌以十二指肠乳头为标志可进一步分为乳头上部癌（多为息肉型）、乳头周围癌（多为息肉型与溃疡型）和乳头下癌（多为缩窄型）。由于癌的生长常引起十二指肠狭窄和梗阻性黄疸。镜下小肠癌主要为腺癌，少数为未分化癌与黏液癌，腺棘皮癌与鳞状细胞癌也有报道。小肠癌转移方式以淋巴、血行转移及局部浸润为主。常见受累组织为局部淋巴结、肝、胰、腹膜、卵巢和肺脏等。小肠癌 5 年生存率较低，据国内外两位学者统计分别为 29% 和 60%。

（三）平滑肌肉瘤

和小肠平滑肌瘤一样，小肠平滑肌肉瘤也分为肠内、外型、肠壁间型和混合型四种类型，以肠内、外型多见。瘤体直径在 8～25cm，平均 9.5～10cm。由于瘤体大、生长快往往伴有中心部坏死，肠黏膜由于坏死形成溃疡，可并发出血或穿孔，也有穿透至肿瘤中心形成脓腔。镜下见瘤细胞呈多形性，胞核大小不一、形态不规则，瘤细胞核质比例增大、胞质相对减少，有时可见怪形瘤巨细胞。因诊断不易，故手术时 33%～39% 的患者已有转移。转移方式以血行为主，也可见淋巴转移。

常见的受侵器官有肝脏、腹腔、肿瘤邻近器官、肿瘤自发破裂也较多见。小肠平滑肌肉瘤术后 5 年生存率较低，仅为 20%～30%。

二、临床表现

进展期小肠恶性肿瘤也具有腹痛、肠梗阻、消化道出血、腹部包块与肠穿孔这五项主要临床表现。除此之外，由于恶性肿瘤生物学特性所致，小肠恶性肿瘤还具有以下临床特点。

（一）消瘦、乏力

这是小肠恶性肿瘤最常见的临床表现之一。一般说来腺癌发展速度较快，上述症状出现的较早且重，而恶性淋巴瘤患者则出现的相对晚一些。当患者出现消瘦、乏力、呕吐与腹痛等症状，而不能用其他消化系统疾病解释时，应怀疑患小肠恶性肿瘤的可能并择法检查之。

（二）梗阻性黄疸

发生于十二指肠乳头周围的腺癌、恶性淋巴瘤或平滑肌肉瘤可压迫阻塞胆总管下端引起梗阻性黄疸。化验检查血清总胆红素值升高，以直接胆红素为主。

（三）腹部包块

与小肠良性肿瘤相比较，小肠恶性肿瘤的包块一般质地相对较硬，表面呈结节状，肉瘤长径较大可达 20cm 以上，多伴有压痛，移动度较小或发现时已固定不动。

（四）肠梗阻、肠穿孔

十二指肠内恶性肿瘤由于肿瘤浸润可致高位小肠梗阻，致患者出现上腹痛、恶心与呕吐等。空、回肠梗阻主要原因为肠腔狭窄与肠套叠。肠梗阻临床表现与一般机械性肠梗阻无异。由于肿瘤生长速度快以致肠穿孔的发生率远较小肠良性肿瘤高。

（五）其他

过大的肿瘤偶可导致瘤体破裂而引发急性腹膜炎与内出血。

三、诊断

（一）十二指肠恶性肿瘤的诊断

1.十二指肠低张造影

通过双重对比检查可较详细观察病灶。恶性淋巴瘤主要所见为黏膜增粗、紊乱或消失，肠管变形，宽窄不一，肠壁变硬、边缘不规则。腺癌多表现为龛影或充盈缺损。平滑肌肉瘤则表现为充盈缺损或外压性缺损。

2.十二指肠镜

恶性淋巴瘤可见局部或多发性浸润性黏膜下肿块，黏膜表面常有糜烂、出血或坏死，此时选择恰当部位活检阳性率可达 70%～80%。腺癌和平滑肌肉瘤也可见到溃疡、肿块等，也可进行活检。超声内镜还有助于观察黏膜下病变与周围组织器官受累及淋巴转移情况。

3.其他影像学检查

其他影像学检查包括 B 超，CT 以及 MRI 等。可用于观察：①梗阻性黄疸征象，主要有胆囊增大、肝内外胆管扩张以及主胰管扩张等梗阻性黄疸的间接影像；②消化道梗阻征象，梗阻以上肠管扩张、积气及积液等；③病变周围征象，可见有无周围脏器受累及淋巴结转移；④超声引导下肿块穿刺活检。

（二）空、回肠恶性肿瘤的诊断

诊断较难，常用方法包括小肠气钡造影、小肠镜检查及 B 超、CT 等，请参考小肠良性肿瘤诊断方法。

四、治疗

（一）恶性淋巴瘤

手术仍为主要的治疗手段，并可为术后进一步放、化疗创造条件。手术应切除病变肠段及所属淋巴结，断端距肿瘤边缘应在 10cm 以上。位于十二指肠恶性淋巴瘤可行胰头十二指肠切除术。若手术时已属晚期无法切除，可行胃空肠吻合，也能改善患者生存质量延长寿命。术后可辅以病变区与区域淋巴结放疗。

化疗对局部的有效性与放疗相似，医生可根据病变恶性程度、患者条件选择不同化疗方案。

（二）腺癌

十二指肠腺癌应行胰头十二指肠切除术，术式可采用传统的 Whipple 术式或保留幽门胰头十二指肠切除术，根治术后 5 年生存率可达 60%。对于癌肿较小的十二指肠乳头癌患者如患者为高龄体弱者也可行乳头局部切除术。空、回肠腺癌应切除病变及所属淋巴结，断端距肿块也应在 10cm 以上。术后化疗与其他消化道癌大致相同。

（三）平滑肌肉瘤

平滑肌肉瘤对化疗和放疗均不敏感，治疗应以手术切除为主。切除范围多数学者认为距肿瘤 2～3cm 即可，无须行淋巴结清扫术。位于十二指肠的平滑肌肉瘤若不宜行局部切除可行胰头十二指肠切除术。

除手术、放疗与化疗外，上述三种肿瘤均可辅以免疫治疗及中药治疗。

第五节　十二指肠内瘘

十二指肠内瘘是指在十二指肠与腹腔内的其他空腔脏器之间形成的病理性通道，开口分别位于十二指肠及相应空腔脏器。十二指肠仅与单一脏器相交通称"单纯性十二指肠内瘘"，与 2 个或以上的脏器相交通则称为"复杂性十二指肠内瘘"，前者临床多见，后者较少发生。内瘘时十二指肠及相应空腔脏器的内容物可通过该异常通道相互交通，由此引起感染、出血、体液丧失（腹泻、呕吐）、水电解质紊乱、器官功能受损以及营养不良等一系列改变。

先天性十二指肠内瘘极为罕见，仅见少数个案报道十二指肠可与任何相邻的空腔脏器相沟通形成内瘘，但十二指肠胆囊瘘是最常见的一种类型，据统计其发生率占十二指肠内瘘的 44%～83%，十二指肠胆总管瘘占胃肠道内瘘的 5%～25%，十二指肠胰腺瘘发生罕见。

一、病因及发病机制

十二指肠内瘘形成的原因较多，如先天发育缺陷、医源性损伤、创伤、疾病等。在疾病中，可由十二指肠病变所引致，如十二指肠憩室炎，亦可能是十二指肠毗邻器官的病变所造成，如慢性结肠炎、胆结石等。据一组资料报道，引起十二指肠内瘘最常见的病因是医源性损伤，其次是结石、开放性和闭合性损伤。肿瘤、结核、溃疡病、克罗恩病及放射性肠炎等病理因素低于10%。

（一）先天因素

真正的先天性十二指肠内瘘极为罕见，仅见少数个案报道。

（二）医源性损伤

医源性损伤引起的十二指肠内瘘一般存在于十二指肠与胆总管之间，多见于胆管手术中使用硬质胆管探条探查胆总管下端所致，因解剖上胆总管下端较狭小，探查时用力过大穿破胆总管和十二指肠壁，形成胆总管十二指肠乳头旁瘘。再者，胆总管T形管引流时，T形管放置位置过低、置管时间过长、T形管压迫十二指肠壁致缺血坏死穿孔，引起胆总管十二指肠内瘘，亦属于医源性损伤。

（三）结石

十二指肠内瘘常发生于十二指肠与胆管系统间，大多数是被胆石穿破的结果。90%以上的胆囊十二指肠瘘，胆总管十二指肠瘘，胆囊十二指肠结肠瘘，均来自慢性胆囊炎、胆石症。内瘘多在胆、胰十二指肠会合区，与胆管胰腺疾病有着更多关系，胆囊炎、胆石症的反复发作导致胆囊或胆管与其周围某一器官之间的粘连，是后来形成内瘘的基础。在粘连的基础上，胆囊内的结石压迫胆囊壁引起胆囊壁缺血、坏死、穿孔并与另一器官相通形成内瘘。胆囊颈部是穿孔形成内瘘最常见部位之一，这与胆囊管比较细小、胆囊受炎症或结石刺激后强烈收缩、颈部承受压力较大有关。胆囊炎反复发作时最常累及的器官是十二指肠、结肠和胃，当胆管系统因炎症与十二指肠粘连，胆石即可压迫十二指肠造成肠壁的坏死、穿孔、自行减压引流，胆石被排到十二指肠从而形成胆囊十二指肠瘘、胆总管十二指肠瘘、胆囊十二指肠结肠瘘。这种因结石嵌顿、梗阻、感染导致十二指肠穿孔自行减压形成的内瘘，常常是机体自行排石的一种特殊过程或视为胆结石的一种并发症，有时可引起胆石性肠梗阻。

（四）消化性溃疡

十二指肠的慢性穿透性溃疡，常因慢性炎症向邻近脏器穿孔而形成内瘘，如溃疡位于十二指肠的前壁或侧壁者可穿入胆囊，形成胆囊十二指肠瘘。而溃疡位于十二指肠后壁者穿入胆总管，引起胆总管十二指肠瘘，十二指肠溃疡亦可向下穿入结肠引起十二指肠结肠瘘，或胆囊十二指肠结肠瘘。也有穿透性幽门旁溃疡所形成的胃、十二指肠瘘，肝门部动脉瘤与十二指肠降部紧密粘连向十二指肠内破溃而导致大出血的报道，亦是一种特殊的十二指肠内瘘。因抗分泌药对十二指肠溃疡的早期治疗作用，由十二指肠溃疡引起的十二指肠内瘘目前临床上已十分少见。

（五）恶性肿瘤

恶性肿瘤引起的十二指肠内瘘亦称为恶性十二指肠内瘘，主要是十二指肠癌浸润结肠肝曲或横结肠，或结肠肝区癌肿向十二指肠的第3、4段浸润穿孔所致。近年来，国内有报道十二指肠结肠瘘是结肠癌的少见并发症，另外十二指肠或结肠的霍奇金病，或胆囊的癌肿也可引起十二指肠内瘘。随着肿瘤发病率的增高，由恶性肿瘤引起十二指肠内瘘的报道日益增多。

（六）炎性疾病

因慢性炎症向邻近脏器浸润穿孔可形成内瘘。炎性疾病包括十二指肠憩室炎、克罗恩病溃疡性结肠炎、放射性肠炎及肠道特异性感染，如腹腔结核等均可引起十二指肠结肠瘘或胆囊十二指肠结肠瘘。

二、临床表现

十二指肠瘘发生以后，患者是否出现症状，应视与十二指肠相通的不同的空腔脏器而异。与十二指肠相交通的器官不同，内瘘给机体带来的后果亦不同，由此产生的症状常因被损害器官的不同而差异较大，如十二指肠胆道瘘是以胆道感染为主要病变，故临床以肝脏损害症状为主；而十二指肠结肠瘘则以腹泻、呕吐、营养不良等消化道症状为主。

（一）胃十二指肠瘘

胃十二指肠瘘可发生于胃与十二指肠壶腹部横部及升部之间，几乎都是由于良性胃溃疡继发感染、粘连继而穿孔破入与之粘连的十二指肠壶腹部，或因胃穿孔后形成局部脓肿，继而破入十二指肠横部或升部。胃十二指肠瘘形成后，对机体的生理功能干扰不大，一般多无明显症状，绝大部分患者都因长期严重的溃疡症状而掩盖了瘘的临床表现；少数患者偶尔发生胃输出道梗阻。

（二）十二指肠胆囊瘘

十二指肠胆囊瘘症状颇似胆囊炎，如嗳气、恶心呕吐、畏食油类、消化不良，有时有寒战、高热、腹痛、出现黄疸而酷似胆管炎、胆石症的表现。有时表现为十二指肠梗阻，也有因胆石下行到肠腔狭窄的末端回肠或回盲瓣处而发生梗阻，表现为急性机械性肠梗阻症状，如为癌症引起，则多属晚期，其症状较重，且很快出现恶病质。

（三）十二指肠胆总管瘘

十二指肠胆总管瘘通常只出现溃疡病的症状，有少数可发生急性化脓性胆管炎而急诊入院。

（四）十二指肠胰腺瘘

十二指肠胰腺瘘发生之前常先有胰腺脓肿或胰腺囊肿的症状，故可能追问出有腹上区肿块的病史。其次，多数有严重的消化道出血症状。手术前不易明确诊断。胰腺炎后出现腹内肿块及突然出现严重的胃肠道出血，应警惕内瘘的发生；腹内肿块消失之时，常为内瘘形成之日，这个经验可供诊断时参考。

（五）十二指肠结肠瘘

良性十二指肠结肠瘘常有腹上区疼痛、体重减轻、乏力、胃纳增大，大便含有未消化的食物或严重的水泻。有的患者伴有呕吐，可闻到呕吐物中的粪臭，结合既往病史有诊断意义。内瘘发生的时间，据统计从 1 周到 32 周不等，多数患者至少在内瘘发生 3 个月才被确诊而手术。内瘘存在时间越长，症状就越突然，后果也越严重。先天性十二指肠结肠瘘最突出的症状是腹泻，往往自出生即出现，病史中查不到腹膜炎、肿瘤和腹部手术的有关资料。由于先天性内瘘在十二指肠一侧开口位置较低而且内瘘远端不存在梗阻，故很少发生粪性呕吐与腹胀。如无并发症，则不产生腹痛。要注意与非先天性良性十二指肠结肠瘘的区别。若为恶性肿瘤浸润穿破所造成的十二指肠结肠瘘，除基本具备上述症状外，病情较重，恶化较快，常同时有恶性肿瘤的相应症状。

（六）十二指肠肾盂（输尿管）瘘

临床上可先发现有肾周围脓肿，即病侧腰痛局部有肿块疼痛向大腿或睾丸放射，腰大肌刺激征阳性。以后尿液可有气泡，或者尿液混浊，或有食物残渣，以及尿频、尿急、尿痛等膀胱刺激症状。如果有突然发生水样、脓性腹泻同时伴有腰部肿块的消失，往往提示内瘘的发生。此时腰痛减轻，也常有脱水及血尿。此外尚有比较突出的消化道症状如恶心、呕吐和畏食。肾结石自肛门排出甚为罕见，未能得到及时治疗者呈慢性病容，乏力和贫血，有时可以引起明显的脓毒血症，患者始终有泌尿道的感染症状。

三、诊断

（一）实验室检查

选择做血、尿、便、常规生化及电解质检查。

（二）其他辅助检查

1. X 线检查

X 线检查包括腹部透视、腹部平片和消化道钡剂造影。

（1）腹部透视和腹部平片：有时可见胆囊内积气，是诊断十二指肠内瘘的间接依据但要与产气杆菌引起的急性胆囊炎相鉴别。十二指肠肾盂（输尿管）瘘时，腹部平片可见肾区有空气阴影和不透 X 线的结石（占 25%～50%）。

（2）消化道钡剂造影：消化道钡剂造影能提供内瘘存在的直接依据，可显示十二指肠内瘘瘘管的大小、走行方向、有无岔道及多发瘘。①上消化道钡剂造影。可见影像有：a. 胃、十二指肠瘘，胃幽门管畸形及与其平行的幽门管瘘管。b. 十二指肠胆囊瘘，胆囊或胆管有钡剂和（或）气体，瘘管口有黏膜征象，以前者更具诊断意义。此外，胆囊造瘘时不显影也为间接证据之一。c. 十二指肠结肠瘘，结肠有钡剂充盈。d. 十二指肠胰腺瘘，钡剂进入胰腺区域。②下消化道钡剂灌肠。可发现钡剂自结肠直接进入十二指肠或胆管系统，对十二指肠结肠瘘的正确诊断率可达 90%以上。做结肠气钡双重造影，可清楚地显示瘘管的位置，结合观察显示的黏膜纹，有助于鉴别十二指肠结肠瘘、空肠结肠瘘、结肠胰腺瘘和结肠肾盂瘘。

（3）静脉肾盂造影：十二指肠肾盂（输尿管）瘘患者行此检查时，因病肾的功能遭到破坏，常不能显示瘘的位置，但从病肾的病变可提供瘘的诊断线索，并且治疗也需要通过造影来了解健肾的功能，所以仍有造影的意义。

2.超声、CT、MRI 检查

超声、CT、MRI 检查可从不同角度、不同部位显示肝内外胆管结石及消化道病变的部位、范围及胆管的形态学变化，而对十二指肠内瘘的诊断只能提供间接的诊断依据，如胆管积气、结肠瘘浸润十二指肠等。

3.ERCP 检查

内镜可直接观察到十二指肠内瘘的瘘口，同时注入对比剂，可显示瘘管的走行、大小等全貌，确诊率可达 100%，是十二指肠内瘘最可靠的诊断方法。

4.内镜检查

（1）肠镜检查：可发现胃肠道异常通道的开口，并做鉴别诊断。十二指肠镜进入十二指肠后，见黏膜呈环形皱襞柔软光滑，乳头位于十二指肠降段内侧纵行隆起的皱襞上，一般瘘口位于乳头开口的上方，形态多呈不规则的星状形，无正常乳头形态及开口特征。当瘘口被黏膜覆盖时不易发现，但从乳头开口插管，导管可从瘘口折回至肠腔，改从乳头上方瘘口插管，异常通道显影而被确诊，此时将镜面靠近瘘口观察，可见胆汁或其他液体溢出。内镜下十二指肠内瘘应注意与十二指肠憩室相鉴别，憩室也可在十二指肠乳头附近有洞口，但边缘较整齐，开口多呈圆形，洞内常有食物残渣，拨开残渣后能见到憩室。底部导管向洞内插入即折回肠腔，注入对比剂可全部溢出，同时肠道内可见到对比剂，而无异常通道显影。

（2）腹腔镜检查：亦可作为十二指肠内瘘诊断及治疗的手段且有广泛应用前景。

（3）膀胱镜检查：疑有十二指肠肾盂（输尿管）瘘时，此检查除可发现膀胱炎征象外，尚可在病侧输尿管开口处看到有气泡或脓性碎屑排出；或者经病侧输尿管的插管推注对比剂后摄片，可发现十二指肠内有对比剂。目前诊断主要依靠逆行肾盂造影，将近 2/3 的患者是阳性。

5.骨炭粉试验

口服骨炭粉，15～40min 后有黑色炭末自尿中排出。此项检查仅能肯定消化道与泌尿道之间的内瘘存在，但不能确定瘘的位置。

四、治疗

十二指肠内瘘的治疗分为非手术治疗和手术治疗，如何选择争议较大。

（一）非手术治疗

鉴于部分十二指肠内瘘可以自行痊愈，加之部分十二指肠内瘘可以长期存在而不发生症状，目前多数学者认为只对有临床症状的十二指肠内瘘行手术治疗，方属合理。据一组资料报道2013 年行胆管手术 186 例，术后发生 8 例胆总管十二指肠内瘘（4.7%），经消炎、营养支持治疗，6 例内瘘治愈（75%）仅有 2 例经非手术治疗不好转而改行手术治疗而治愈。非手术治疗包括纠正水电解质紊乱、选用有效足量的抗生素控制感染、积极的静脉营养支持，必要时可加用生长激素严密观察生命体征及腹部情况，如临床表现不好转应转手术治疗。

（二）手术治疗

在输液（建立两条输液通道）、输血、抗感染等积极抗休克与监护下施行剖腹探查术。

1.胃、十二指肠瘘

根据胃溃疡的部位和大小，做胃大部分切除术及妥善地缝闭十二指肠瘘口，疗效均较满意。若瘘口位于横部及升部，往往炎症粘连较重。手术时解剖、显露瘘口要特别小心避免损伤肠系膜上动脉或下腔静脉。Webster 推荐在解剖、显露十二指肠瘘口之前，先游离、控制肠系膜上动脉和静脉，这样既可避免术中误伤血管，又可减轻十二指肠瘘口的修补张力。

2.十二指肠胆囊瘘

术中解剖时应注意十二指肠胆囊瘘管位置有瘘口短而较大的直接内瘘，也有瘘管长而狭小的间接内瘘。由于粘连多，解剖关系不易辨认，故宜先切开胆囊，探明瘘口位置与走向，细致地游离，才不致误伤十二指肠及其他脏器，待解剖完毕后，切除十二指肠瘘口边缘的瘢痕组织，再横行缝合十二指肠壁。若顾虑缝合不牢固者，可加用空肠浆膜或浆肌片覆盖，然后探查胆总管是否通畅，置 T 管引流，最后切除胆囊。对瘘口较大或炎性水肿较重者，应做相应的十二指肠或胃造口术进行十二指肠减压引流，以利缝合修补的瘘口愈合，术毕须放置腹腔引流。

3.十二指肠胆总管瘘

单纯性的由十二指肠溃疡并发症引起的十二指肠胆总管瘘可经非手术治疗而痊愈。对经常发生胆管炎的病例或顽固的十二指肠溃疡须行手术治疗，否则内瘘不能自愈。较好的手术方法是迷走神经切断胃次全切除的胃空肠吻合术。十二指肠残端的缝闭，可采用 Bancroft 法。十二指肠胆总管无须另做处理，胃内容改道后瘘管可以自行闭合。如有胆管结石、胆总管积脓，则不宜用上述手术方法。应先探查胆总管胆管内结石、积脓、食物残渣等，均须清除、减压，置 T 形管引流；或者待十二指肠与胆总管分离后分别修补十二指肠和胆总管的瘘孔，置 T 形管引流。另外做十二指肠造口减压。切除胆囊，然后腹腔安置引流。

4.十二指肠胰腺瘘

十二指肠胰腺瘘关键在于胰腺脓肿或囊肿得到早期妥善的引流，及时解除十二指肠远端的梗阻和营养支持，则十二指肠胰腺瘘均能获得自愈。因胰液侵蚀肠壁血管造成严重的消化道出血。如非手术治疗无效，应及时进行手术，切开十二指肠壁，用不吸收缝线缝扎出血点。

5.十二指肠结肠瘘

曾报道 1 例因溃疡穿孔形成膈下脓肿所致的十二指肠结肠瘘，经引流膈下脓肿后，瘘获得自愈结核造成内瘘者，也有应用抗结核治疗后而痊愈的报道，但大多数十二指肠结肠瘘内瘘（包括先天性），均需施行手术治疗。由于涉及结肠，术前须注意充分的肠道准备与患者全身状况的改善。良性的可做单纯瘘管切除，分别做十二指肠和结肠修补，缝闭瘘口，当瘘口周围肠管瘢痕较重或粘连较多，要行瘘口周围肠切除和肠吻合术。对位于十二指肠第三部分的内瘘切除后，有时十二指肠壁缺损较大，则修补时应注意松解十二指肠悬韧带，以及右侧系膜上血管在腹膜后的附着处，保证修补处无张力。必要时应用近段空肠祥的浆膜或浆肌覆盖修补十二指肠壁的缺损。由十二指肠溃疡引起者，只要患者情况允许宜同时做胃次全切除术。对于先天性者，有多发性瘘的可能，因此手术时要认真而仔细地探查，防止遗漏。因结肠癌浸润十二指肠而引起恶性内瘘者，视具体情况选择根治性手术或姑息性手术。

（1）根治性手术：Callagher 曾介绍以扩大的右半结肠切除术治疗位于结肠肝曲恶性肿瘤所致的十二指肠结肠瘘。所谓的扩大右半结肠切除术，即标准右半结肠切除加部分性胰十二指肠切除，然后改建消化道。即行胆总管（或胆囊）-空肠吻合，胰腺-空肠吻合（均须分别用橡皮管或塑料管插管引流），胃-空肠吻合，回肠-横结肠吻合术。

（2）姑息性手术：对于无法切除者，可做姑息性手术。即分别切断胃幽门窦横结肠、末端回肠，再分别闭锁胃与回肠的远端，然后胃-空肠吻合，回肠-横结肠吻合与空肠输出祥同近侧横结肠吻合。无论是根治性或姑息性手术，术中均须安置腹腔引流。

6.十二指肠肾盂（输尿管）瘘

（1）引流脓肿，伴有肾周围脓肿或腹膜后脓肿者，须及时引流。

（2）排除泌尿道梗阻，如病肾或输尿管有梗阻应设法引流，可选择病侧输尿管逆行插管或暂时性肾造口术。经上述治疗，有少数瘘管可闭合自愈。

（3）肾切除和瘘修补术，病肾如已丧失功能或者是无法控制的感染而健肾功能良好，可考虑病肾的切除，以利内瘘的根治。采用经腹切口，以便同时做肠瘘修补。因慢性炎症使肾周围粘连较多解剖关系不清，故对术中可能遇到的困难有充分的估计并做好相应准备，包括严格的肠道准备。十二指肠侧瘘切除后做缝合修补，并做十二指肠减压，腹腔内和腹膜外的引流。

（4）十二指肠输尿管瘘多数需将病肾和输尿管全切除，如仅在内瘘的上方切除肾和输尿管，而未切除远侧输尿管，则瘘可持续存在。少数输尿管的病变十分局限，肾未遭到严重破坏，则可考虑做病侧输尿管局部切除后行端端吻合术。术后须严密观察病情，继续应用有效的抗生素给予十二指肠减压。

第六节　结直肠类癌

类癌是源于肠 Lieberkuhn 凹陷或碱性颗粒嗜铬细胞的低度恶性的肿瘤，早期为良性，后期则变为恶性，并发生浸润和转移，但又不同于腺癌，故名类癌，为外胚层来源。直肠类癌多位于距肛缘 4～7cm 处，直肠前壁多见。肿瘤直径一般在 0.5～1cm，大于 2cm 者少见。直肠类癌生长缓慢、肿瘤小、早期多无症状，晚期症状类似于直肠癌。直肠源于后肠，故直肠类癌不出现类癌综合征。

一、分类

（一）按起源分类

按起源分为前肠类癌、中肠类癌和后肠类癌。前肠类癌包括胃、胰腺，常常伴有不典型的类癌综合征；中肠类癌包括空肠、回肠和盲肠，易发生肝脏和骨骼的转移，常伴有典型的类癌综合征；后肠类癌包括结肠和直肠，可发生转移，但不伴发类癌综合征。

（二）按细胞内含的颗粒成分分类

类癌细胞的胞质中颗粒有两种，嗜铬颗粒和嗜银颗粒，嗜铬颗粒小、嗜银颗粒大。肿瘤细胞中颗粒可以含有其中的一种或两种。前、中肠类癌多属嗜银性，后肠类癌多为非嗜银性，故后肠类癌很少分泌 5-HT，尿中很少检测到 5-HT 的代谢产物 5 -羟吲哚乙酸（5 -HIAA）。

二、临床病理特点

类癌为一低度恶性肿瘤，生长缓慢。肿瘤多位于黏膜下，呈小的结节、突向肠腔、边界清楚。良性肿瘤多局限于黏膜内，可上下推动，75%的类癌直径小于 1cm。大体上呈黄色、棕褐色或灰色，可呈肠壁增厚、扁平或带蒂息肉样，表面可形成溃疡，肿瘤大者可致肠梗阻。其恶性度与肿瘤的大小有关。如肿瘤直径小于 1cm，包膜完整，其转移率为 15%；如肿瘤直径大于 2cm，常出现区域淋巴结转移或肝脏转移，发生率高达 85%。

组织学上，其结构类似于癌的结构，镜下见细胞均匀、圆形或多极形，胞核呈半圆形，胞质可见嗜伊红颗粒。类癌可分为：①腺样型，癌细胞排列呈腺管状、菊团或带状，系最常见的类型；②条索型，癌细胞排列呈实性条索状；③实心团块型；④混合型。

三、临床表现

类癌占全部恶性肿瘤的 0.05%～0.2%，占胃肠道恶性肿瘤的 0.4%～1.8%。结直肠类癌占胃肠道类癌的 2.5%，占所有类癌的 2.8%。胃肠道类癌的发生率依次为阑尾、回肠、直肠、胃和结肠。结肠类癌是仅次于结肠癌占第二位的结肠恶性肿瘤，其中 75%的结肠类癌位于右半结肠。大肠的右半结肠属于中肠，而左半结肠属于后肠。

结直肠类癌多半无症状，出现症状后与腺癌相似。结直肠类癌有时以转移癌为首发症状出现，确诊时 42%的患者亦有转移，且多见于肝脏。结直肠类癌肠梗阻的发生率低，且发生得晚。

结肠类癌是胃肠道类癌中恶性比例最高的部位，其中以盲肠最多见。直肠类癌以良性居多，多为体检时偶然发现。指诊时发现黏膜下小结节，或隆起型息肉，但无蒂。很少有自主不适主述。

类癌综合征以发生在右半结肠的类癌多见，可因进食、饮酒或情绪激动而诱发，表现为皮肤潮红、水样腹泻、腹痛、呼吸困难、支气管痉挛、心瓣膜病灶所致的心肺综合征等。晚期可出现心力衰竭、癌性心包积液、硬皮病、骨关节病等。

类癌常伴有同时性或异时性的多原发肿瘤，常伴多发内分泌肿瘤。

四、诊断

诊断的关键是对该病的正确认识，影像学和内镜检查可协助诊断。5 -HIAA 的检测有助于诊断，但仅限于发生于中、前肠的类癌。

五、治疗

类癌一经诊断应首选手术治疗。手术方式如下。

（1）局部切除术：适用于小于 2cm，带蒂的早期类癌。

（2）直肠类癌直径小于 1cm，未侵入肌层，局部切除或电灼切除。

（3）直径 1～2cm 者，行扩大的局部切除术，包括肿瘤周围的正常黏膜和黏膜下层组织。

（4）根治性切除术：肿瘤直径大于 2cm，无远隔脏器转移或转移灶者，可一并根治性切除者。如右半结肠或左半结肠切除术等。

（5）姑息性切除术：伴发远隔脏器转移无法一并切除者，应尽量多的行原发灶切除，以减少瘤负荷和减轻症状。

（6）减症手术：伴肠梗阻或邻近脏器压迫时，行造口术等。

第三章　泌尿外科疾病

第一节　肾盂上皮肿瘤

肾盂上皮肿瘤是指由肾盂或肾盏黏膜发展而来，主要为尿路上皮癌，鳞状上皮癌及腺癌少见。

一、诊断标准

1.临床表现

（1）无痛性全程肉眼血尿的发生率可达80%～90%，少数为镜下血尿，有时出现索条状铸型血块或细小碎血块。

（2）偶有腰部钝痛，当血块通过输尿管时可引起肾绞痛。其他症状如腰部肿块、膀胱刺激症状等在临床上比较少见。

2.实验室检查

（1）血常规：血尿严重者，可造成贫血，血常规可表现为小细胞低色素性贫血；血尿不严重者，血常规可无明显异常。

（2）尿常规：可显示尿中红细胞数增加，部分并发有白细胞增高。

（3）尿沉渣镜检：可显示尿中红细胞数增高，且以正常形态红细胞为主，提示为外科性血尿。

（4）尿细胞学检查：常规行连续3d共3次尿找瘤细胞，若在尿中能找到脱落的肿瘤细胞，则提示存在尿路肿瘤的可能性大。但此项检查敏感性低，假阴性的发生率高，因此可通过逆行性输尿管插管收集尿液或盐水冲洗后取样做细胞学检查，以增加其准确性。

3.影像学检查

（1）超声检查：可表现为肾盂或肾盏积水，肾盂或肾盏内出现实质性不规则回声，回声内部及围有血流信号。

（2）静脉肾盂输尿管造影（IVP）：是上尿路上皮性肿瘤最重要的检查方法，典型表现为肾盂充盈缺损及扩张积水，充盈缺损外形毛糙、不规则。

（3）肾盂输尿管逆行性造影：当静脉尿路造影患侧肾、输尿管未显影或显影效果不佳时，可选用逆行性造影，逆行性造影前可留取肾盂尿作细胞学检查，其敏感性和特异性均优于普通尿细胞学检查。

（4）CT及CTU检查：肾盂癌在CT上的表现包括：①肾盂或肾盏内实质性肿块，有或无肾盏呈囊状扩张，肾窦脂肪移位和受压；②增强CT显示肿物轻度强化，比肾实质强化弱；③肿瘤旁造影剂充盈曲线；④肾盂内肿瘤大时，可使肾实质增强延缓；⑤肾外形多保持不变；⑥晚期可发现周围器官浸润和淋巴结转移。CTU在尿路上皮性肿瘤诊断中的优势越来越受到重视，除能和IVP一样可以了解尿路管腔内的病变以外，还可以了解管壁及管壁外的病变情况，有助于更加明确肿瘤的来源、性质及分期，这是IVP所不能比拟的，同时，CT可以鉴别结石引起的上尿路梗阻。

（5）MRI及MRU：适用于对碘造影剂过敏的上尿路肿瘤患者，在肾盂、输尿管出现梗阻积水时，MRU可显示梗阻的部位及性质。

（6）肾血流图：了解健侧及患侧肾功能，为进一步治疗决策提供依据。

（7）血管造影：当肾盂肿瘤与肾实质肿瘤在CT等影像学上无法区分时，血管造影也是一种可供选择的鉴别方法。

4.实验室检查肿瘤标志物

常用的为核基质蛋白-22（NMP22），与尿细胞学检查相比具有较高的敏感性。

5.内腔镜检查

（1）膀胱镜检查：可见患侧输尿管口喷血，以帮助确定病变部位，并了解是否伴发膀胱肿瘤。

（2）输尿管镜检查：当尿脱落细胞学检查阳性、造影检查阴性、膀胱内未见肿瘤时，应行输尿管镜检查；或输尿管病变性质通过以上检查无法明确时，可行输尿管镜检查。

二、病理

1.组织病理学分级

分为低级别和高级别两种。

2.组织病理学分型

（1）尿路上皮癌

1）原位癌。

2）乳头状瘤。

3）扁平瘤。

4）鳞状细胞分化。

5）颗粒细胞样分化。

6）同时具有鳞状细胞分化和颗粒细胞样分化。

（2）鳞状细胞癌。

（3）腺癌。

（4）未分化癌。

3.分期

AJCC 的 TNM 分期。

（1）原发肿瘤（T）

1）T_x 原发肿瘤无法评估。

2）T_0 无原发肿瘤证据。

3）T_a 乳头状非浸润性癌。

4）T_{is} 原位癌。

5）T_1 肿瘤侵及上皮下结缔组织。

6）T_2 肿瘤侵及肌层。

7）T_3 肿瘤侵出肌层达肾盂旁脂肪组织或肾实质。

8）T_4 肿瘤侵及邻近器官，或经肾实质达肾周脂肪。

（2）区域淋巴结（N）

1）N_x 区域淋巴结无法评估。

2）N_0 无区域淋巴结转移。

3）N_1 单个区域淋巴结转移，最大直径≤2cm。

4）N_2 单个区域淋巴结转移，2cm＜最大直径≤5cm；或多个淋巴结转移，最大直径≤5cm。

5）N_3 淋巴结转移，最大直径＞5cm。

（3）远处转移（M）

1）M_0 无远处转移。

2）M_1 有远处转移。

三、鉴别诊断

需要与之鉴别的情况包括肾实质肿瘤；引起上尿路梗阻的其他病变，如肾盂输尿管结石、炎症、息肉、外压性病变等；造影显示非肿瘤引起的充盈缺损也需鉴别，如上尿路内的凝血块、息肉等。

1.肾细胞癌

发生率较肾盂肿瘤高，血尿程度和频度较轻、出现时间晚。泌尿系统造影显示肾盂肾盏受压、移位、变形。B超、CT、MRI显示肿瘤局限在肾实质内或整个肾脏外形发生改变。肾动脉造影显示肿瘤血管较丰富。

2.肾盂旁囊肿

肾盂旁囊肿可有腰部不适、血尿及高血压等，CT也显示为肾盂旁占位，需与肾盂肿瘤相鉴别，但表现为边界清晰、均匀的圆形肿块，CT值多为0～17Hu，增强后无强化。B超显示肾门处液性暗区。肾盂造影显示肾盂肾盏受压迫呈弧形改变。

3.肾盂血块

泌尿系统造影表现为肾盂内充盈缺损，与肾盂肿瘤类似，但肾盂血块特点是形态不稳定，短时间内复查显示血块变形、缩小或消失，B超显示血块内无血流信号，增强CT提示血块无强化。反复查找尿瘤细胞均为阴性。

4.肾盂阴性结石

X线片结石不显影，泌尿系统造影也显示肾盂内充盈缺损，需与肾盂肿瘤相鉴别，结石可出现腰痛、镜下血尿，肉眼血尿不多见，超声检查呈强回声，其后伴声影，平扫CT显示为高密度的结石影。

5.肾海绵状血管瘤

破裂时可出现严重出血，尿路造影可显示充盈缺损，需要做鉴别。海绵状血管瘤多发生于40岁以前，可并发有皮肤黏膜血管瘤，CT显示血管瘤密度较低，选择性动脉造影可予以鉴别。

6.原发性肾紫癜

原发性肾紫癜表现为严重血尿，尿路造影时肾常不显影。血尿常为突发性，来势凶猛，一般止血措施难以奏效，影像学检查难以发现明确的占位病变。

7.肾乳头肥大

肾乳头肥大向肾盂内突出，肾盂造影CT检查可见肾盂充盈缺损，应与肾盂肿瘤相鉴别。肾乳头肥大为变异性改变，一般无肉眼血尿，病史较长，症状少。B超、CT显示肾盂充盈缺损与肾实质相连，体积多较小，表面光滑，动态观察形态及大小长时间无改变，增强CT显示突出的肾乳头与肾实质同步强化。

四、治疗

1.肾输尿管全长切除+膀胱袖状切除

大多数肾盂输尿管上皮肿瘤应行肾输尿管全切及膀胱袖状切除术，以减少输尿管残端或同侧输尿管口周围术后肿瘤复发。

2.保守性切除

对于低分级、低分期肿瘤的肾盂肿瘤，可行肾盂部分切除或局部肿瘤切除；肾盂肿瘤很难采用保守性切除将肿瘤完全切除干净，只有在孤立肾、健侧肾功能不全或其他迫不得已情况下，才考虑适用保守性手术。

3.内镜治疗

由于上尿路管壁薄，管径细，内镜治疗容易造成穿孔、肿瘤残留、肿瘤细胞扩散等，术后纤维化及瘢痕挛缩可造成上尿路梗阻。因此，其应用受到限制。

（1）输尿管镜治疗：采用输尿管镜行上尿路肿瘤电切或激光切除，治疗所用的输尿管镜以软镜为好，可观察整个肾盂及部分肾盏，且损伤输尿管及肾盂的发生率低，而输尿管硬镜在操作中发生并发症的概率明显高于输尿管软镜，且对肾盂、肾盏的观察范围受限，可能会造成漏诊。输尿管镜治疗中的主要并发症为输尿管肾盂穿孔、肿瘤种植、输尿管狭窄等。对这类治疗的远期疗效及并发症的观察尚需时日。

（2）经皮肾镜治疗：开展较少，主要问题是此种治疗可能造成肿瘤沿肾造瘘通道发生种植转移。一般认为此种治疗只适用于小的、单发的肿瘤，且不愿意行开放手术者。

4.放射治疗

用于预防术后局部复发或怀疑局部有复发的上尿路肿瘤，也可用于不能切除的上尿路肿瘤，放疗可缓解骨转移发生的骨痛症状。

5.灌注疗法

BCG、表柔比星、吡柔比星、丝裂霉素、羟喜树碱等可通过肾盂造瘘、输尿管逆行性插管途径进行灌注治疗，这些方法目前仅作为辅助或姑息治疗。但可通过上述药物的膀胱灌注治疗作为肾盂癌根治术后预防膀胱内种植转移或复发。目前已被较多临床医师采纳。

6.化学治疗及放射治疗

局部晚期的肾盂肿瘤、手术后切缘阳性、术后病理≥T_3者，可采取化学治疗或放射治疗，效果欠满意。肾盂癌伴有远处转移的患者，需要行化学治疗。

7.介入治疗

仅用于局部肿瘤无法切除和（或）发生远处转移并且有明显血尿症状的肾盂肿瘤，可缓解血尿的程度。

第二节　输尿管上皮性肿瘤

输尿管上皮性肿瘤包括上皮性乳头状瘤、尿路上皮癌、乳头状癌、浸润性癌、鳞状上皮癌、腺癌及未分化癌等。其中尿路上皮癌最多见，占输尿管肿瘤的75%～90%。

一、诊断标准

1.临床表现

（1）血尿：为无痛性全程肉眼血尿，最常见，发生率达80%～90%，少数为镜下血尿，有时出现条状铸型血块或细小碎血块。血尿常呈间歇性反复出现，出血可连续几天，出血停止后，尿液重新变得清亮。

（2）疼痛：偶有腰部钝痛，当血块通过输尿管造成梗阻时可引起肾绞痛。

2.影像学检查

（1）超声检查：可表现为肾盂及输尿管扩张积水，输尿管内出现实质性不规则回声，回声内部及周围有血流信号；但由于肠道内气体的干扰，超声检查对中、下段输尿管的肿瘤检查显示欠佳。

（2）静脉肾盂输尿管造影（IVP）：是上尿路上皮性肿瘤最重要的检查方法，典型表现为肾盂扩张积水，病变以上输尿管扩张积水，病变以下输尿管无扩张，病变部位充盈缺损，充盈缺损外形毛糙、不规则。部分患者肿瘤造成梗阻后影响肾功能，IVP可不显影或显影不佳。

（3）逆行性肾盂输尿管造影：IVP患侧肾、输尿管未显影或显影质量不佳时，可选用逆行性造影，当出现充盈缺损远端继发扩张时（Bergman征），对诊断有意义，而结石等良性梗阻的远端输尿管不扩张。逆行性造影前可留取患侧肾盂尿做细胞学检查。

（4）CT及CTU检查：输尿管癌在CT上的表现包括：①输尿管内实性肿块，有或无病变以上输尿管及肾盂、肾盏扩张；②增强CT显示肿物轻度强化；③肿瘤旁造影剂充盈曲线；④肾实质增强延缓；⑤晚期可发现周围器官浸润和淋巴结转移。CTU在尿路上皮性肿瘤诊断中的优势越来越受到重视，除了能和 IVP 一样可以了解尿路管腔内的病变以外，还可以了解管壁及管壁外的病变情况，有助于更加明确肿瘤的来源、性质及分期，这是 IVP 所不能比拟的，同时，CT 可以鉴别结石引起的上尿路梗阻。

（5）MRI 及 MRU：适用于对碘造影剂过敏的上尿路肿瘤患者，在肾盂输尿管出现梗阻积水时，MRU 可显示输尿管梗阻的部位及性质。

（6）肾血流图：了解健侧及患侧肾功能，为进一步治疗决策提供依据。

3.内腔镜检查

（1）膀胱镜检查：可发现患侧输尿管口向外喷血，并可观察到下段输尿管肿瘤向膀胱内突出及伴发的膀胱肿瘤等。

（2）输尿管镜检：可直接观察到肿瘤的形态、位置及大小，并可取活组织检查。

4.肿瘤标志物

采用核基质蛋白-22（NMP22），与尿细胞学检查相比具有较高的敏感性。

5.病理学检查

尿脱落细胞学检查的敏感性低，因此可通过逆行性输尿管插管收集尿液或盐水冲洗后取样做细胞学检查，可增加准确性。

二、病理

1.组织病理学分级

分为低级别和高级别两种。

2.组织病理学分型

（1）尿路上皮癌

1）原位癌。

2）乳头状瘤。

3）扁平瘤。

4）鳞状细胞分化。

5）颗粒细胞样分化。

6）同时具有鳞状细胞分化和颗粒细胞样分化。

（2）鳞状细胞癌。

（3）腺癌。

（4）未分化癌。

3.分期

AJCC 的 TNM 分期。

（1）原发肿瘤（T）

1）T_x 原发肿瘤无法评估。

2）T_0 无原发肿瘤证据。

3）T_a 乳头状非浸润性癌。

4）T_{is} 原位癌。

5）T_1 肿瘤侵及上皮下结缔组织。

6）T_2 肿瘤侵及肌层。

7）T_3 肿瘤侵出肌层达输尿管旁脂肪组织。

8）T_4 肿瘤侵及邻近器官。

（2）区域淋巴结（N）

1）N_x 区域淋巴结无法评估。

2）N_0 无区域淋巴结转移。

3）N_1 单个区域淋巴结转移，最大直径≤2cm。

4）N_2 单个区域淋巴结转移，2cm＜最大直径≤5cm；或多个淋巴结转移，最大直径≤5cm。

5）N_3 淋巴结转移，最大直径＞5cm。

（3）远处转移（M）

1）M_0 无远处转移。

2）M_1 有远处转移。

三、鉴别诊断

1.输尿管结石

输尿管结石可引起上尿路梗阻，当为阴性结石时，尿路造影可发现输尿管内有充盈缺损，需要与输尿管肿瘤相鉴别。输尿管结石多见于40岁以下的青壮年，特点为肾绞痛，肉眼血尿少见，多为间歇性镜下血尿，常与肾绞痛并存。逆行性造影输尿管肿瘤局部扩张，呈杯口样改变，而结石无此变化。CT平扫结石呈高密度影，肿瘤呈软组织影。MRI显示结石为无信号，而输尿管肿瘤呈软组织信号。

2.输尿管息肉

多见于40岁以下的青壮年，病史长，血尿不明显，输尿管造影见充盈缺损，但表面光滑，呈长条形，范围较输尿管肿瘤大，多在2cm以上。部位多在近肾盂输尿管交界及输尿管膀胱交界处，反复从尿中找瘤细胞皆为阴性。

3.输尿管狭窄

输尿管狭窄表现为腰部胀痛及肾积水，应与输尿管癌相鉴别。输尿管狭窄的原因多种多样，非肿瘤引起的输尿管狭窄无血尿史，尿路造影表现为单纯狭窄，而无充盈缺损。反复从尿中找瘤细胞均为阴性。

4.输尿管内血块

血尿、输尿管内充盈缺损与输尿管肿瘤类似，但输尿管血块具有易变性，不同时间的两次造影检查，可发现其位置、大小及形态发生改变。增强CT或MRI检查可予以鉴别，输尿管肿瘤因其肿瘤内有血管，因此增强扫描后可见病变部位有强化；而血块则无明显强化。

5.膀胱癌

位于输尿管口周围的膀胱癌，将输尿管口遮盖，需与下段输尿管癌突入膀胱相鉴别。输尿管癌突入膀胱有两种情况：一是肿瘤有蒂，蒂在输尿管；二是肿瘤没有蒂，肿瘤从输尿管内向膀胱浸润，造成肿瘤在输尿管和膀胱各一部分。鉴别主要靠膀胱镜检查及尿路造影。

四、治疗

（1）绝大多数输尿管上皮性肿瘤为恶性，即使良性的乳头状瘤，也有较多恶变的机会，所以对于对侧肾功能良好的病例，一般都主张根治性手术切除，切除范围包括该侧肾、全长输尿管及输尿管开口周围的一小部分膀胱壁，尤其强调输尿管开口部位膀胱壁的切除。

（2）保守性手术治疗

1）保守性手术的绝对指征：①伴有肾衰竭；②解剖学上的孤立肾和功能上的孤立肾；③对侧肾功能不全；④双侧输尿管肿瘤。

2）保守性手术的相对指征：①肿瘤很小，无周围浸润；②肿瘤有狭小的蒂或基底很小；③年龄较大的患者；④确定为良性输尿管肿瘤的患者。

（3）双侧输尿管肿瘤的处理

1）如果是双侧下段输尿管肿瘤，可采取一次性手术方法，切除双侧病变，分别行输尿管膀胱再植术。

2）双侧中上段输尿管肿瘤，采取的方法有：①双侧输尿管部分切除或双侧输尿管镜下输尿管肿瘤切除术；②单侧输尿管部分切除+对侧输尿管癌根治术；③单侧输尿管镜下肿瘤切除或灼除+对侧输尿管部分切除或根治术；④全尿路切除术+术后透析治疗；⑤其他方法：视情况而定。

3）一侧上段输尿管肿瘤，另一侧为下段输尿管肿瘤，视病变情况，根治病情严重的一侧，对侧行保守治疗；或作上段一侧的输尿管癌根治手术，另一侧作输尿管部分切除；或作双侧输尿管部分切除术；或作双侧输尿管镜下肿瘤切除或灼除术。

（4）输尿管部分切除术后恢复尿路连续性的处理：①输尿管端端吻合术；②输尿管膀胱再植术；③输尿管膀胱瓣成形术；④肠代输尿管膀胱再植术；⑤自体肾移植术。

（5）激光治疗：在输尿管镜下对肿瘤进行激光治疗，可灼除或切除输尿管肿瘤，术后不易造成输尿管的瘢痕狭窄，因此有其特殊的应用价值，但这项技术要求高，且有不易彻底切除肿瘤的可能，因此需要技术熟练的医师来进行操作。

（6）化学治疗及放射治疗：局部晚期的输尿管肿瘤、手术后切缘阳性、术后病理≥T_3

者，须采取化学治疗或放射治疗。

第三节　尿道肿瘤

原发性尿道肿瘤临床上较少见，恶性肿瘤包括鳞状上皮癌、尿路上皮癌、腺癌、未分化癌、肉瘤、黑色素瘤等，良性肿瘤包括乳头状瘤、内翻性乳头状瘤、腺瘤、纤维瘤、平滑肌瘤、血管平滑肌瘤、血管瘤及神经纤维瘤等。尿道肿瘤可分为尿道上皮性肿瘤和非上皮性肿瘤。尿道上皮性肿瘤约有半数继发于膀胱、输尿管、肾盂尿路上皮癌。发病年龄与其他尿路上皮癌相似（平均为60～70岁）。女性尿道癌发生率是男性的4～5倍。早期即可有尿道流血、尿频、尿急、尿痛等症状。肿瘤增大，也会引起排尿困难。治疗困难，预后较差。

一、男性尿道癌

（一）病因

病因不明。可能与反复尿道炎、尿道扩张等对尿道刺激有关。

（二）病理

原发性男性尿道癌很少见，可发生于尿道的任何部位，50%～70%发生于球部尿道或球膜部尿道。最常见的组织类型为鳞状细胞癌，约占80%，多位于尿道海绵体部、球部及膜部；其次为尿路上皮癌，约占15%，多位于前列腺部；腺癌占4%左右，可发生于尿道的任何部位，最常与憩室、前列腺癌伴发。

（三）诊断标准

1.临床表现

①前尿道癌常见症状为排尿困难、尿线细及尿痛；②常有尿道感染、憩室、瘘管或狭窄的既往史；③可有血性尿道分泌物或合并初始血尿；④晚期可有食欲缺乏、贫血及体重下降等症状，严重时出现尿毒症；⑤查体可发现尿道结节或肿块，大的球膜部尿道癌会阴

部可触及肿块，伴发尿道周围脓肿时可出现尿道瘘，晚期腹股沟可触及肿大的淋巴结。

2.膀胱尿道镜检查

可观察肿瘤的大小、范围，并取活检检查，病理检查是确诊的主要依据。

3.影像学检查

（1）尿道造影：尿道癌表现为尿道不规则狭窄，与正常尿道分界清楚。尿道亦可呈不规则充盈缺损。少数表现为边缘光滑的局限性狭窄，狭窄以上尿道不同程度扩张。尿道造影有助于确定肿瘤的大小、位置，但不能据此估计肿瘤的浸润范围。

（2）超声检查：肿瘤内回声强弱不等，鳞癌呈强弱混合回声，尿路上皮癌和腺癌多呈低回声。邻近尿道壁可见实质性结节或局部增厚，近端尿道常扩张。可清晰判断肿瘤的大小、部位及来源，有助于评价肿瘤的分期。

（3）CT 和 MRI：可发现盆腔和腹膜后肿大的淋巴结，有助于肿瘤的分期。尿道肿瘤的典型 MRI 是 T_1、T_2 加权像显示出与正常人体组织强信号相比的低回声块影。MRI 可显示肿瘤侵及阴茎海绵体，并有助于肿瘤的定位。

4.病理学检查

尿道分泌物细胞学检查可发现癌细胞。

（四）分期

（1）0 期：原位癌病变局限黏膜。

（2）A 期：病变局限于黏膜下层。

（3）B 期：病变侵入尿道海绵体或前列腺。

（4）C 期：病变侵入海绵体外组织或超出前列腺包膜。

（5）D 期：转移。

1）D_1 期：腹股沟淋巴结或盆腔淋巴结转移。

2）D_2 期：远处转移。

（五）鉴别诊断

需要鉴别的疾病主要为良性尿道狭窄，通过病史、尿道造影、膀胱镜检查多可明确诊断。

1.尿道狭窄

主要表现为尿线细、尿流无力、排尿困难，甚至发生尿潴留。尿道癌可因出现排尿困难而误诊为尿道狭窄，确诊为尿道狭窄应做尿道扩张术。但尿道狭窄常有外伤、腔内器械检查、尿道炎等病史。不伴尿道血性分泌物，无尿道肿物。尿道造影显示为管腔狭窄而非充盈缺损。

2.前列腺增生

多见于老年男性，以进行性排尿困难为主要表现。直肠指诊可发现增大的前列腺，中央沟消失，不能触及尿道肿块。尿道膀胱造影显示耻骨联合上方有增大的前列腺充盈缺损，而尿道内无充盈缺损，尿道镜检查可见后尿道拉长，前列腺侧叶或中叶增生。

3.尿道乳头状瘤

尿道乳头状瘤为尿道良性肿瘤，常见于青壮年。多位于前列腺尿道部，与膀胱乳头状瘤常伴发，膀胱镜检可见后尿道、精阜处有带蒂的乳头状瘤，呈绒毛状，可飘动。

4.尿道尖锐湿疣

由性接触传播的一种病毒性疾病，可有尿道刺激症状与血尿，常并发其他部位湿疣，如阴茎头冠状沟、包皮、阴囊及肛门等处。尿道尖锐湿疣多发生于距尿道外口 3cm 以内的尿道黏膜，有排尿时灼痛及尿道分泌物症状。尿道镜检查呈乳头状、淡红色、质软。可取组织活检以资鉴别。

（六）治疗

男性尿道癌的主要扩散途径是局部浸润和淋巴转移。阴茎部、球部尿道癌首先向尿道周围的尿道海绵体浸润，并向肿瘤附近的尿道蔓延。球膜部尿道癌常扩散到会阴部软组织，甚至穿破尿道，形成尿瘘。前列腺尿道癌则向前列腺腺体及膀胱扩散。前尿道癌的淋巴转移先到腹股沟淋巴结，后尿道癌可转移到髂外、髂内淋巴结。男性尿道癌以手术治疗为主，尿道癌的部位不同、病变程度不同，其手术方式亦不同。

1.手术治疗

（1）肿瘤局部切除术：适用于全尿道单发、浅表、高分化、低分期的肿瘤；转移性尿道癌的姑息治疗。包括经尿道肿瘤电切术或电灼术，尿道外口肿瘤可行局部切除。主要并发症为尿道狭窄，可行尿道扩张或切开。应警惕术后尿道狭窄可能为肿瘤复发。

（2）尿道部分切除术：适用于低分期前尿道癌，尿道切缘距肿瘤 2cm 以上，保留近端尿道长度至少 2cm，以保持站立姿势排尿。并发症少，局部复发多归咎于术前分期不准确，适应证掌握不严。

（3）根治性尿道切除术：适用于 0、A、B 期尿道癌，且肿瘤近端不超过球部中线者；前尿道癌尿道部分切除术后，阴茎长度不能保持站立排尿者。主要并发症为肿瘤局部复发、重建尿道外口狭窄等。

（4）根治性广泛脏器切除术：适用于 C 期以上的近段尿道癌，且能耐受手术者。切除范围包括阴茎、膀胱、尿道、前列腺及精囊，并行尿流改道。如腹股沟淋巴结活检阳性，应行腹股沟及盆腔淋巴结清除术。如直肠壁受累，可行盆腔脏器切除或姑息治疗。球膜部尿道癌在确诊时多已广泛蔓延，不适于手术治疗，如行根治术，术后复发率高且并发症多。

2.放射治疗

男性尿道癌以手术治疗为主，原发尿道癌放疗的主要目的在于保存器官的完整，并发症多，效果不肯定。一般仅作为晚期尿道癌的姑息治疗。

3.化学治疗

疗效不肯定，一般仅作为姑息治疗之用。

（七）预后

男性尿道癌的预后与原发肿瘤的解剖部位及病理性分期有关，而与分级及组织学亚型无关。发生于远端尿道（球部及悬垂部）的癌比发生于尿道膜部及前列腺部者预后好，前者的 5 年生存率约为 67%，后者约为 21%。发生于远端尿道的肿瘤，多为分化好的鳞癌和疣状癌，诊断时常处于早期，而发生于近端尿道的肿瘤，多为级别高的尿路上皮癌或非角化型鳞癌，发现时常为晚期。

二、女性尿道癌

（一）病因

病因不明。可能与性交、妊娠及反复尿路感染对尿道刺激有关。

（二）病理

女性尿道癌中约 75% 为角化型或非角化型鳞癌，其余的 25%～30% 分别为尿路上皮癌及腺癌。约半数尿道癌源于尿道远段三分之一处，常为低分级的鳞癌或疣状癌，其余半数为全尿道癌。转移途径包括淋巴转移、血行播散和局部浸润，以淋巴转移及局部浸润为主。远段尿道癌可转移至腹股沟浅、深淋巴结，近段尿道癌可转移至髂内、髂外及闭孔淋巴结。

（三）诊断标准

1.临床表现

（1）常见症状：尿道流血、尿频、尿痛，前尿道癌有时尿道口可见类似肉阜脱出，肿瘤增大后可在尿道局部触及肿块，并可形成溃疡，部分有阴道分泌物增多，尿失禁及性交疼痛。晚期可蔓延至会阴皮肤或外阴，并可出现尿道阴道瘘或膀胱阴道瘘、消瘦、贫血等症状。

（2）阴道检查：阴道前壁可触及肿块，尿道增粗、变硬，有时能触及腹股沟肿大的淋巴结。

2.影像学检查

（1）X 线检查近段尿道癌可直接侵犯耻骨，造成骨质破坏。

（2）CT 和 MRI 检查有助于检查盆腔淋巴结，以判断分期。

（3）淋巴管造影对诊断盆腔淋巴结转移有帮助。

3.内腔镜检查

尿道膀胱镜检查可观察病灶并取活检。

4.病理学检查

（1）任何尿道口赘生物可疑尿道癌时，应直接行活检。

（2）尿道拭子深入尿道擦拭后行脱落细胞学检查。

（四）分期

（1）0 期：原位癌局限于黏膜层。

（2）A 期：病变局限于黏膜下层。

（3）B 期：病变浸润尿道肌层。

（4）C 期：病变浸润尿道周围脏器。

1）C_1 期：浸润阴道壁肌层。

2）C_2 期：浸润阴道壁肌层及黏膜。

3）C_3 期：浸润邻近脏器如膀胱、阴唇及阴蒂。

（5）D 期：出现远处转移。

1）D_1 期：腹股沟淋巴结转移。

2）D_2 期：盆腔淋巴结转移。

3）D_3 期：主动脉分叉以上有淋巴结转移。

4）D_4 期：远处脏器转移。

（五）鉴别诊断

1.尿道肉阜

尿道肉阜为发生于女性尿道口部位的良性息肉样组织。有时可与突出至尿道外口的尿道癌混淆。尿道肉阜以绝经后女性多见，伴烧灼感，呈鲜红色、质软、易出血的息肉样肿块，基底广，血管丰富，表面无溃疡与分泌物，有明显触痛，不向外浸润。

2.尿道尖锐湿疣

尿道尖锐湿疣为性传播疾病，除发生在尿道外口外，多同时出现在外阴、阴道、肛门周围等，有排尿灼痛及尿道分泌物。鉴别困难时，取活组织检查。

（六）治疗

女性尿道癌的治疗，主要依据其部位和分期。治疗方法包括经尿道切除术、肿瘤切除术、部分或全尿道切除术、放疗、单纯膀胱尿道切除术及外阴切除术，并视情况做淋巴结清扫术。

1.手术治疗

（1）肿瘤局部切除术：适用于低分期、浅表、孤立的小肿瘤，可采用经尿道电切或激光切除，注意避免烧灼过深形成尿道狭窄。

（2）尿道部分切除术：适用于0、A、B期前尿道癌。

（3）根治性切除术：近段尿道癌和（或）全尿道癌发现常较晚，需行根治性切除，切除尿道、膀胱、阴道前壁、子宫和卵巢，同时行盆腔淋巴结清除术和尿流改道。

2.放射治疗

有外照射和组织内照射，低分期小肿瘤放疗满意，较大的、高分期的后尿道癌放疗效果不佳，常见并发症有尿道狭窄、局部坏死、外阴脓肿、放射性盆腔炎等。

3.化学治疗

多用于辅助手术及放疗，效果不肯定。

（七）预后

远段尿道癌多为鳞癌，发现早，多向腹股沟淋巴结转移，预后好；近段尿道癌多为尿路上皮癌，发现晚，多向盆腔转移，预后差；腺癌的预后亦较差。

发生于尿道的其他上皮性肿瘤包括腺鳞癌、腺样囊性癌及类癌等，病例很少，且随访有限。

第四节　良性前列腺增生症

良性前列腺增生（BPH）是引起中老年男性排尿障碍原因中最为常见的一种良性疾病。主要表现为以组织学上的前列腺间质和腺体成分的增生、解剖学上的前列腺增大（BPH）、下尿路症状（LUTS）为主的临床症状以及尿动力学上的膀胱出口梗阻。组织学上BPH的发病率随年龄的增长而增加，最初通常发生在40岁以后，到60岁时大于50%，80岁时高达83%。与组织学表现相类似，随着年龄的增长，排尿困难等症状也随之增加。大约有50%组织学诊断BPH的男性有中度到重度下尿路症状。

一、诊断标准

1.临床表现

（1）尿频：常常是前列腺增生患者最初出现的症状。尤其夜间排尿次数增多较明显，随着病情的进展，可伴尿急，甚至出现急迫性尿失禁。

（2）排尿困难：排尿踌躇，尿线细而无力，排尿中断，排尿时间延长，终末滴沥，排尿不尽感等，这些都是膀胱出口梗阻形成排尿困难的表现。

（3）尿潴留：梗阻加重达一定程度，排尿不尽，出现膀胱残余尿，过多的残余尿滞留膀胱可致膀胱逼尿肌收缩力减低甚至丧失，发生尿潴留及充溢性尿失禁。

（4）并发感染时，出现尿频、尿急、尿痛等膀胱刺激症状，亦可能发生无痛性肉眼血尿或镜下血尿。

（5）并发有结石时症状更加明显，可出现排尿困难加重、排尿中断现象，也可能伴发无痛性肉眼血尿或镜下血尿。

（6）随着病情的发展和排尿困难程度的加重，可造成输尿管尿液反流，晚期可出现肾积水和慢性肾功能不全症状。

（7）部分患者长期增加腹压排尿，有可能并发腹股沟疝、脱肛、痔等。

2.辅助检查

（1）直肠指诊：下尿路症状患者行直肠指诊非常重要，需在膀胱排空后进行。直肠指诊可以了解是否存在前列腺癌：国外学者临床研究证实，直肠指诊怀疑有异常的患者最后确诊为前列腺癌的有26%～34%，而且其阳性率随着年龄的增加呈上升趋势。直肠指诊可以了解前列腺的大小、形态、质地、有无结节及压痛、中央沟是否变浅或消失，以及肛门括约肌张力情况。直肠指诊对前列腺体积的判断不够精确，目前经腹超声或经直肠超声检查可以更精确描述前列腺的形态和体积大小。

（2）尿流率：尿流率有两项主要指标（参数）：最大尿流率（Qmax）和平均尿流率（Qave），其中最大尿流率更为重要。但是，最大尿流率减低不能区分梗阻和通尿肌收缩力减低，必要时行尿流动力学等检查。最大尿流率存在个体差异和容量依赖性，因此，尿量在150～200mL时进行检查较为准确，必要时可重复检查。最大尿流率（Qmax）<10mL/s，提示有膀胱出口梗阻。

（3）前列腺特异性抗原（PSA）测定：前列腺癌、BPH、前列腺炎都可能使血清PSA升高。因此，血清PSA不是前列腺癌特有的。另外，泌尿系感染、前列腺穿刺、急性尿潴留、留置导尿、直肠指诊及前列腺按摩也可以影响血清PSA值。

血清PSA与年龄和种族有密切关系。一般40岁以后血清PSA会升高，不同种族的人群PSA水平也不相同。血清PSA值和前列腺体积相关，但血清PSA与BPH的相关性为0.30ng/mL，与前列腺癌为3.5ng/mL。血清PSA升高可以作为前列腺癌穿刺活检的指征。一般临床将PSA≥4ng/mL作为分界点。血清PSA作为一项危险因素可以预测BPH的临床进展，从而指导治疗方法的选择。

（4）超声检查：B超可观察前列腺形态、结构、大小、有无异常回声、突入膀胱的程度，以及残余尿量。同时可了解双肾有无积水。最常用的是经腹壁途径，但经直肠超声更加准确，并可对疑有前列腺癌的组织进行超声定位穿刺活检。经直肠超声（TRUS）还可以精确测定前列腺体积（计算公式为0.52×前后径×左右径×上下径）。此外，超声还可显示膀胱内是否伴发结石。

（5）膀胱残余尿的测定：排尿后导尿测定残余尿较为准确，但有引起尿路感染之虑。目前采用经腹超声测，方法简便，患者无痛苦，且可反复进行。

（6）尿流动力学检查：包括尿流率的测定，膀胱和尿道功能测定等。对引起膀胱出口梗阻的原因有疑问或需要对膀胱功能进行评估时，建议行此项检查。对除外神经源性膀胱功能障碍，不稳定膀胱、逼尿肌括约肌功能失调等引起的排尿障碍尤为重要。

（7）放射性核素肾图检查：可了解双肾功能，并可了解尿路有无梗阻存在。

（8）静脉尿路造影：若患者有血尿，可了解双肾输尿管情况，以了解引起血尿的潜在病因。

（9）膀胱镜尿道镜检查：可了解尿道、前列腺、膀胱颈与膀胱内的情况，对下尿路梗阻症状明显，对直肠指诊前列腺无明显增大或有血尿的患者尤为重要。

（10）国际前列腺症状评分（IPSS）和生活质量评分（QOL）：IPSS 评分标准是目前国际公认的判断 BPH 患者症状严重程度的最佳手段。IPSS 评分是 BPH 患者下尿路症状严重程度的主观反映，它与最大尿流率、残余尿量以及前列腺体积无明显相关性。

IPSS 评分患者分类如下。（总分 0～35 分）

（1）轻度症状 0～7 分。

（2）中度症状 8～19 分。

（3）重度症状 20～35 分。

QOL 评分（0～6 分）是了解患者对其目前下尿路症状水平伴随其一生的主观感受，其主要关心的是 BPH 患者受下尿路症状困扰的程度及是否能够忍受，因此又称"困扰评分"。以上两种评分尽管不能完全概括下尿路症状对 BPH 患者生活质量的影响，但是它们提供了医师与患者之间交流的平台，能够使医师很好地了解患者的疾病状态。BPH 需要与膀胱颈挛缩、神经源性膀胱、异位前列腺以及苗勒管囊肿等疾病进行鉴别。

二、治疗

1.观察等待

观察等待是一种非药物、非手术的治疗措施，包括患者教育、生活方式指导、随访等。BPH 是前列腺组织学一种进行性的良性增生过程，其发展过程较难预测，经过长时间的随访，BPH 患者中只有少数可能出现尿潴留、肾功能不全、膀胱结石等并发症。因此，对于大多数 BPH 患者来说，观察等待可以是一种合适的处理方式，特别是患者生活质量尚未受到下尿路症状明显影响的时候。轻度下尿路症状（IPSS 评分≤7）的患者，以及中度以上症状（IPSS 评分≥8）同时生活质量尚未受到明显影响的患者，可以采用观察等待。接受观察等待之前，患者应进行全面检查以除外各种 BPH 相关并发症。接受观察等待的患者在随访至 1 年时 85% 保持病情稳定，5 年时 65% 无临床进展。

应该向接受观察等待的患者提供 BPH 疾病的相关知识，包括下尿路症状和 BPH 的临床进展，特别应该让患者了解观察等待的效果和预后。同时应该向其提供前列腺癌的相关知识。

BPH 患者通常更关注前列腺癌发生的危险。包括以下两方面的指导。

（1）生活方式的指导：适当限制饮水可以缓解尿频症状，例如，夜间和出席公共社交场合时限水。但每日水的摄入不应少于 1500mL。酒精和咖啡具有利尿和刺激作用，可以引起尿量增多、尿频、尿急等症状，因此，应适当限制酒精类和含咖啡因类饮料的摄入。指导排空膀胱的技巧，如重复排尿等。精神放松训练，把注意力从排尿的欲望中转移开。膀胱训练，鼓励患者适当憋尿，以增加膀胱容量和延长排尿间歇时间。

（2）合并用药的指导：BPH 患者常因为合并其他全身性疾病同时使用多种药物，应了解和评价患者这些合并用药的情况，必要时在其他专科医师的指导下进行调整以减少合并用药对泌尿系统的影响。治疗同时存在的便秘。随访是接受观察等待 BPH 患者的重要临床过程。在观察等待开始后第 6 个月进行第 1 次随访，以后每年进行 1 次随访。随访的目的主要是了解患者的病情发展状况，是否出现临床进展以及 BPH 相关并发症和（或）绝对手术指征，并根据患者的愿望转为药物治疗或外科治疗。

2.药物治疗

BPH 患者药物治疗的短期目标是缓解患者的下尿路症状，长期目标是延缓疾病的临床进展，预防并发症的发生。在减少药物治疗不良反应的同时保持患者较高的生活质量是 BPH 药物治疗的总体目标。

（1）α-受体阻滞剂：α-受体阻滞剂是通过阻滞分布在前列腺和膀胱颈部平滑肌表面的肾上腺素能受体，松弛平滑肌，达到缓解膀胱出口动力性梗阻的作用。根据尿路选择性可将α-受体阻滞剂分为非选择性α-受体阻滞剂（酚苄明）、选择性α_1受体阻滞剂（多沙唑嗪、阿夫唑嗪、特拉唑嗪）和高选择性α_1受体阻滞剂（坦索罗辛$\alpha_1A>\alpha_1D$，萘哌地尔$\alpha_1D>\alpha_1A$等）。

α-受体阻滞剂临床用于治疗 BPH 引起的下尿路症状始于 20 世纪 70 年代。α-受体阻滞剂治疗后 48h 即可出现症状改善，但采用 IPSS 评估症状改善应在用药 4～6 周后进行。

连续使用α-受体阻滞剂 1 个月无明显症状改善，则不应继续使用。BPH 患者的基线前列腺体积和血清 PSA 水平不影响α-受体阻滞剂的疗效，同时α-受体阻滞剂也不影响前列体积和血清 PSA 水平。α-受体阻滞剂不良反应：常见不良反应包括头晕、头痛、无力、困倦、逆行射精等，直立性低血压更容易发生在老年及高血压患者中。

（2）5α-还原酶抑制剂：5α-还原酶抑制剂通过抑制体内睾酮向双氢睾酮的转变，进而降低前列腺内双氢睾酮的含量，达到缩小前列腺体积、改善排尿困难的治疗目的。目前在我国国内应用的 5α-还原酶抑制剂包括非那雄胺（finasteride）和依立雄胺（epristeride）等。

非那雄胺适用于治疗有前列腺体积增大伴下尿路症状的 BPH 患者。对于具有 BPH 临床进展高危性的患者，非那雄胺可用于防止 BPH 的临床进展，如发生尿潴留或接受手术治疗。

应该告知患者如果不接受治疗可能出现 BPH 临床进展的危险，同时应充分考虑非那雄胺治疗带来的不良反应和较长的疗程。非那雄胺的长期疗效已得到证实，缩小前列腺体积达 20%～30%，改善患者的症状评分约 15%，提高尿流率 1.3～1.6mL/s，并能将 BPH 患者发生急性尿潴留和手术干预需要的风险降低 50%左右，可以同时降低 BPH 患者血尿的发生率。

非那雄胺不良反应：非那雄胺最常见的不良反应包括勃起功能障碍、射精异常、性欲低下和其他，如男性乳房女性化、乳腺痛等。非那雄胺影响血清 PSA 水平：非那雄胺能降低血清 PSA 的水平，服用非那雄胺每天 5mg 持续 1 年可使 PSA 水平减低 50%。对于应用非那雄胺的患者，将其血清 PSA 水平加倍后，不影响其对前列腺癌的检测效能。依立雄胺是一种非竞争性 5α-还原酶抑制剂，依立雄胺能降低 IPSS 评分、增加尿流率、缩小前列腺体积和减少残余尿量。

（3）联合治疗：联合治疗是指联合应用α-受体阻滞剂和 5α-还原酶抑制剂治疗 BPH。联合治疗适用于前列腺体积增大、有下尿路症状的 BPH 患者。BPH 临床进展危险较大的患者更适合联合治疗。采用联合治疗前应充分考虑具体患者 BPH 临床进展的危险性、患者的意愿、经济状况、联合治疗带来的费用增长等。目前的研究结果证实了联合治疗的长期临床疗效。MTOPS 的研究结果显示与安慰剂相比，多沙唑嗪、非那雄胺均显著降低 BPH 临床进展的危险；而多沙唑嗪和非那雄胺的联合治疗进一步降低了 BPH 临床进展的危险。

（4）中药和植物制剂：中医药对我国医药卫生事业的发展以及中华民族的全民健康具有不可磨灭的贡献。目前应用于 BPH 临床治疗的中药种类很多，请参照中医或中西医结合学会的推荐意见开展治疗。

植物制剂，如普适泰（舍尼通）等在缓解 BPH 相关下尿路症状方面获得了一定的临床疗效，在国内外取得了较广泛的临床应用。由于中药和植物制剂的成分复杂、具体生物学作用机制尚未阐明，积极开展对包括中药在内的各种药物的基础研究有利于进一步巩固中药与植物制剂的国际地位。同时，以循证医学原理为基础的大规模随机对照的临床研究对进一步推动中药和植物制剂在 BPH 治疗中的临床应用有着积极的意义。

（5）对症治疗：如尿频、尿急等膀胱刺激症状较明显的患者，可选用黄酮哌酯类药物加以控制。

3.手术治疗

手术仍为前列腺增生症的重要治疗方法。

（1）手术适应证：①反复尿潴留（至少在一次拔管后不能排尿或两次尿潴留）；②反复血尿，5α-还原酶抑制剂治疗无效；③反复泌尿系感染；④膀胱结石；⑤继发性上尿路积水（伴或不伴肾功能损害）。

BPH 患者并发膀胱大憩室、腹股沟疝、严重的痔疮或脱肛，临床判断不解除下尿路梗阻难以达到治疗效果者，应当考虑手术治疗。

（2）手术方法：BPH 的手术治疗包括一般手术治疗、激光治疗以及其他治疗方式。BPH 治疗效果主要反映在患者主观症状（如 IPSS 评分）和客观指标（如最大尿流率）的改变。治疗方法的评价则应考虑治疗效果、并发症以及患者的经济条件等综合因素。

1）一般手术：经典的外科手术方法有经尿道前列腺电切术（TURP）、经尿道前列腺切开术（TUIP）以及开放性前列腺摘除术。目前 TURP 仍是 BPH 治疗的"金标准"。各种外科手术方法的治疗效果与 TURP 接近或相似，但适用范围和并发症有所差别。作为 TURP 或 TUIP 的替代治疗手段，经尿道前列腺电汽化术（TUVP）和经尿道前列腺等离子双极电切术（TUPKP）目前也应用于外科治疗。所有上述各种治疗手段均能够改善 BPH 患者 70%

以上的下尿路症状。

A.TURP：主要适用于治疗前列腺体积在 80mL 以下的 BPH 患者，技术熟练的术者可适当放宽对前列腺体积的限制。因冲洗液吸收过多导致的血容量扩张及稀释性低钠血症（经尿道电切综合征，TURS）发生率约 2%，危险因素有术中出血多、手术时间长和前列腺体积大等。TURP 手术时间延长，经尿道电切综合征的发生风险明显增加，如尿失禁、逆行射精、膀胱颈挛缩、尿道狭窄等。

B.TUIP：适用于前列腺体积小于 30mL，且无中叶增生的患者。TUIP 治疗后患者下尿路症状的改善程度与 TURP 相似。与 TURP 相比，并发症更少，出血及需要输血危险性降低，逆行射精发生率低、手术时间及住院时间缩短。但远期复发率较 TURP 高。

C.开放前列腺摘除术：主要适用于前列腺体积大于 80mL 的患者，特别是并发膀胱结石或并发膀胱憩室需一并手术。常用术式有耻骨上前列腺摘除术和耻骨后前列腺摘除术。需要输血的概率高于 TURP。术后各种并发症的发生率亦增高。

D.TUVP：适用于凝血功能较差和前列腺体积较小的 BPH 患者，是 TUIP 或 TURP 的另一种选择，与 TURP 比较止血效果更好。远期并发症与 TURP 相似。

E.TUPKP：是使用等离子双极电切系统，并以与单极 TURP 相似的方式进行经尿道前列腺切除手术。采用生理盐水为术中冲洗液。术中出血及经尿道电切综合征发生减少。

2）激光治疗：前列腺激光治疗是通过组织汽化或组织凝固性坏死后的迟发性组织脱落达到解除梗阻的目的。疗效肯定的方式有经尿道钬激光前列腺剜除术、经尿道前列腺激光汽化术、经尿道前列腺激光凝固术等。①经尿道钬激光前列腺剜除术（HoLRP）：Ho∶YAC 激光所产生的峰值能量可导致组织的汽化和前列腺组织精确和有效的切除。HoLRP 术后留置导尿时间短。术后排尿困难是最常见的并发症，发生率约为 10%。75%～80%的患者出现逆行射精，没有术后勃起功能障碍的报道。②经尿道激光汽化术：与前列腺电汽化术相似，用激光能量汽化前列腺组织，以达到外科治疗的目的。短期 IPSS 评分、尿流率、QOL 指数的改善与 TURP 相当。术后尿潴留而需要导尿的发生率高于 TURP。术后无病理组织。长期疗效尚待进一步研究。③经尿道激光凝固术：是治疗 BPH 的有效手术方法。光纤尖端与前列腺组织之间保持约 2mm 的距离，能量密度足够凝固组织，但不会汽化组织。被凝固的组织最终会坏死脱落，从而减轻梗阻。优点在于其操作简单，出血风险以及水吸收率低。

3）其他治疗：①经尿道微波热疗（TUMT）。可部分缓解 BPH 患者的尿流率和 LUIS 症状。适用于药物治疗无效（或不愿意长期服药）而又不愿意接受手术的患者，以及伴反复尿潴留而又不能接受外科手术的高危患者。各种微波治疗仪的原理相似。超过 45℃ 为高温疗法。低温治疗效果差，不推荐使用。其 5 年的再治疗率高达 84.4%；其中药物再治疗率达 46.7%，手术再治疗率为 37.7%。②经尿道针刺消融术是一种简单安全的治疗方法。适用于不能接受外科手术的高危患者，对一般患者不推荐作为一线治疗方法。术后下尿路症状改善 50%～60%，最大尿流率平均增加 40%～70%，3 年需要接受 TURP 约 20%。远期疗效有待进一步观察。③前列腺支架是通过内镜放置在前列腺部尿道的金属（或聚亚氨脂）装置，可以缓解 BPH 所致下尿路症状。仅适用于伴反复尿潴留又不能接受外科手术的高危患者，作为导尿的一种替代治疗方法。常见并发症有支架移位、钙化、支架闭塞、感染、慢性疼痛等。

经尿道前列腺气囊扩张尚有一定的应用范围。目前尚无明确证据支持高能聚焦超声、前列腺酒精注射的化学消融治疗作为 BPH 治疗的有效选择。

第五节　尿道结石

尿道结石较少见，多数源于其上方的泌尿系统，以男性为主。常见于膀胱结石排出时停留嵌顿于尿道，好发部位为前列腺部尿道、球部尿道、舟状窝及尿道外口。少数发生于尿道狭窄处、尿道憩室中的原发性尿道结石。

一、诊断

1.临床表现

（1）排尿困难：结石突然嵌入尿道时，可发生突然尿流中断、尿线变细、分叉、无力，甚至滴沥，出现尿潴留。

（2）疼痛：结石突然嵌入尿道时，可发生局部剧烈疼痛或排尿时刀割样疼痛。

（3）尿道分泌物：患者常有终末血尿或初血尿，有时有血性分泌物，严重者可以有尿道溢血，继发感染时会有脓性分泌物。

2.辅助检查

（1）尿道探子检查：能感觉到尿道探子接触到结石并能感到有摩擦声。

（2）X线检查：尿道造影可以发现有无尿道狭窄和尿道憩室，X线片可以证实尿道结石诊断，并可以发现上尿路结石。

（3）尿道镜检查：可以直接观察到结石及尿道并发症。

二、治疗

1.前尿道结石取出术

（1）尿道外口和舟状窝的尿道结石可以用细钳夹出或用探针钩出。

（2）剪大尿道外口，向尿道内注入无菌石蜡油，边挤边夹，将结石取出。

2.后尿道结石取出术

大部分后尿道结石的治疗可以采取类同膀胱结石的腔内治疗方法：①钬激光碎石治疗，既可以碎石，也可以汽化切除尿道内的瘢痕组织，解除尿道狭窄；②气压弹道碎石；③ESWL，有争议。

第四章　骨科疾病

第一节　胸椎骨折

一、发生机制

造成胸椎骨折的主要暴力包括间接暴力和直接暴力，常见于坠落伤、车祸和重物打击伤后。根据暴力的类型、方式和体位，损伤各不相同，常见的暴力类型有以下几种。

1.屈曲暴力

屈曲暴力致伤，脊柱的前部承受压应力，脊柱后部承受张应力。主要造成椎体的前缘压缩骨折，当暴力很大时椎体前缘压缩超过其高度的 1/2，常伴有椎体后上缘骨折块突入椎管。椎体后缘高度往往无明显改变。

2.压缩暴力

在轴向压缩载荷的作用下椎体产生爆裂骨折，横断面上整个椎体的各径线均增大。骨折块向椎体左右和前后碎裂，椎体后部碎骨块突出进入椎管，造成脊髓神经不同程度的损伤。

3.屈曲分离暴力

屈曲分离暴力常见于车祸中，又名安全带损伤。高速行驶的汽车发生车祸时，由于安全带的作用，下肢和躯干下部保持不动，上半身高速前移，造成以安全带附近脊椎为支点，脊柱后部结构承受过大的张力而撕裂，受累的结构以后柱和中柱为主。

4.屈曲扭转暴力

屈曲和扭转两种暴力同时作用于脊柱，致使脊柱损伤严重，椎体旋转、前中柱骨折，单侧或双侧小关节突交锁。

5.水平暴力

水平剪力往往较大，造成上下位椎体前后脱位，对脊髓和马尾神经的损伤严重，预后差。

6.伸展分离暴力

在胸腰椎比较少见，此种主要造成脊柱前部张力性破坏，黄韧带皱褶突入椎管，压迫脊髓。

二、分类

根据 Dennis 的脊柱三柱理论，脊柱的稳定性依赖于中柱的形态，而不是后方的韧带复合结构。

三柱理论的基本概念是：前纵韧带、椎体及椎间盘的前半部分为前柱；后纵韧带，椎体和椎间盘的后半部分构成中柱，而后柱则包括椎弓根、黄韧带、关节突、关节囊和棘间韧带、棘上韧带。椎体单纯性楔形压缩骨折，不破坏中柱，仅前柱受累为稳定性骨折。爆裂性骨折，前柱、中柱均受累，则为不稳定骨折，屈曲牵张性的损伤引起的安全带骨折，中柱和后柱均被破坏，亦为不稳定损伤，而骨折脱位，由于前、中、后三柱均被破坏，自然属于不稳定损伤。

（一）根据暴力类型分类

1.爆裂骨折

爆裂骨折以纵向垂直压缩暴力为主，根据暴力垂直程度分下列几个类型：非完全纵向垂直暴力；椎体上下方终板破裂；椎体上方终板破裂；椎体下方终板破裂；合并旋转移位。椎体一侧严重压缩粉碎非完全纵向垂直暴力分为以下五型。

（1）A 型：一般上、下终板均破裂。

（2）B 型：略前屈终板损伤，多见。

（3）C 型：略前屈终板损伤，少见。

（4）D 型：伴旋转损伤。

（5）E 型：略带侧弯伴一侧压缩。

爆裂骨折特点：两椎弓根间距增宽；椎板纵裂；CT 示突入椎管的骨块往往比较大，多数病例之椎体后上骨块突入椎管，椎管受压较重。严重爆裂骨折，脊柱三柱损伤，椎管狭窄严重，截瘫发生率高。

2.压缩骨折

根据压缩暴力的作用方向，可分为屈曲压缩性骨折和侧向压缩骨折，前者椎体前柱压缩，中柱无变化或轻度压缩，椎弓根间距正常，棘突无分离，属稳定性骨折，可用非手术方法治疗；后者造成椎体一侧压缩骨折，多伴有明显脊柱侧弯，临床比较少见。

3.分离骨折

分离骨折常见的主要有 Chance 骨折，椎体楔形变，椎后韧带复合结构破坏，棘突间距离增宽，关节突骨折或半脱位，而椎弓根间距正常。无论损伤是经骨-骨、骨-软组织，还是软组织，此种损伤均为三柱破坏，属不稳定骨折，需手术内固定。受压往往较轻，不伴脱位的病例，截瘫发生率较低；过伸分离骨折比较少见，由过伸暴力作用引起，严重者因后方黄韧带皱褶突入椎管压迫脊髓造成不全性截瘫。

4.水平移位型骨折

引起本类骨折的暴力有水平暴力与旋转暴力。暴力主要集中于椎间盘，故多数为经椎间盘损伤，椎体之间的联结破坏，极易发生脱位，截瘫发生率高。根据暴力的特点，本类骨折又可分为以下两种类型。

（1）剪力型：由水平暴力引起。水平移位型骨折脱位发生率高，多经椎间隙发生，椎体无压缩骨折，有时可伴有椎体前上缘小分离骨折，棘突间距不增宽，后凸畸形较轻，如伴有旋转脱位，往往有旋转移位、横突、肋骨和关节突骨折，脱位纠正后，损伤椎间隙变窄，截瘫恢复差。

（2）旋转型：椎间隙变窄，可合并肋骨、横突骨折，并伴有脊椎骨折和关节突骨折，有时在脱位部位下一椎体的上缘发生薄片骨折，此骨折片随上一椎体移位；多数骨折伴有一侧关节突交锁。

（二）根据脊柱骨折稳定程度分类

1.稳定性脊柱骨折

骨折比较单纯，多不伴有中柱和后部韧带复合结构的损伤，骨折发生后，无论是现场急救搬运或是伤员自身活动，脊柱均无移位倾向，见于单纯屈曲压缩骨折。椎体的前部压缩，而中柱高度不变，后柱完整，此种骨折多不伴有脊髓或马尾神经的损伤。

2.不稳定性骨折

脊柱遭受严重暴力后，发生骨折或骨折脱位，并伴有韧带复合结构的严重损伤。由于参与脊柱稳定的结构大多被破坏，因而在伤员的搬运或脊柱活动时，骨折损伤部位不稳定，若同时伴有后纵韧带和纤维环后半损伤，则更加不稳定。根据 Dennis 三柱理论，单纯前柱损伤为稳定骨折，如单纯椎体压缩骨折；中柱在脊柱稳定方面发挥重要作用，前柱合并中柱损伤，如椎体爆裂骨折，为不稳定性骨折；前、中、后三柱同时受累的 Chance 骨折、伴后柱损伤的爆裂骨折、骨折脱位，均为极度不稳定性骨折。

三、病理变化

1.成角畸形

胸腰椎骨折大部分病例为屈曲损伤，椎体的前部压缩骨折，脊柱的中、后柱高度不变，前柱缩短，形成脊柱后凸畸形，前柱压缩的程度越严重，后凸畸形越明显。当椎体前部压缩超过 1/2，后柱的韧带复合结构受到牵张力。较轻者深筋膜、棘上韧带、棘间韧带纤维牵拉变长，韧带变薄，肉眼观察，韧带的连续性尚存在前柱继续压缩，后柱复合结构承受的牵张力超过生理负荷，纤维发生部分断裂，严重者韧带撕裂，裂隙内充满积血，黄韧带和小关节囊撕裂，小关节可发生骨折或关节突交锁；骨折和软组织损伤的出血，渗透到肌组织内形成血肿，血肿机化后产生瘢痕、萎缩和粘连，影响肌纤维的功能，妨碍脊柱的正常活动功能并引起腰背疼痛。在椎体的前部，前纵韧带皱褶，在前纵韧带和椎体之间形成血肿，血肿压迫和刺激自主神经，使胃肠蠕动减弱，致患者伤后腹胀和便秘。

2.椎体后缘骨折块对脊髓神经的压迫

垂直压缩暴力造成椎体爆裂骨折，骨折的椎体厚度变小而周径增加，骨折的碎块向四周裂开并发生移位。X 线片显示椎体左右径与前后径显著增宽，向前移位的骨块，由于前纵韧带的拉拢，除产生血肿刺激神经引起患者胃肠功能紊乱外，无大的危害性，而在椎体的后缘，在遭遇暴力瞬间，后纵韧带处于牵张状态，破裂的椎体后上部骨块向椎管内移位仅受后纵韧带的张力阻拦，易突破后纵韧带移入椎管内，碎骨块所携带的功能，足以将脊髓摧毁，造成脊髓圆锥和马尾神经的损害。

3.椎间盘对脊髓的压迫

屈曲压缩和爆裂骨折占胸腰椎骨折的绝大部分，而此种损伤都伴有椎体的屈曲压缩性改变，前柱的高度丧失均大于中柱，椎间隙呈前窄后宽形态，间隙内压力增高，髓核向张力较低的后方突出，当屈曲压缩的力量大于后纵韧带和纤维环的抗张强度，后纵韧带和纤维环相继破裂，椎间盘进入椎管内，使属于脊髓的有限空间被椎间盘占据，加重脊髓的损伤。

4.来自脊髓后方压迫

Chance 骨折或爆裂骨折，脊柱的破坏相当严重，黄韧带断端随同骨折的椎板，由后向前压迫脊髓的后部，未发生断裂的黄韧带，张于两椎板之间，有如绷紧的弓弦，挤压硬膜囊。在过伸性损伤中，黄韧带形成皱缩，凸向椎管，同样构成脊髓后部压迫。

5.骨折脱位，椎管容积丧失

水平移位性损伤产生的骨折脱位，对脊髓的损伤最为严重。在此种损伤中，暴力一般都比较大，脊柱的三柱均遭到严重破坏，脊柱稳定功能完全丧失。上位椎体向一个方向移位 1mm，相应下位椎体向相反的方向移动 1mm。

脊髓的上、下部分别受到来自相反方向的压迫，脊髓内部的压力急剧增加，血供迅速破坏，伤后脊髓功能恢复的可能性极小。

6.脊柱成角、脱位导致脊柱损伤

慢性不稳定脊柱骨折脱位或成角，破坏了脊柱正常的负重力线，长期非生理情况下的负荷，导致成角畸形缓慢加重，引起慢性不稳定，对于那些骨折早期无神经压迫症状的患者，后期由于脊柱不稳定产生的异常活动造成迟发性脊髓损伤，此外，脊柱成角本身可造成椎管狭窄，脊髓的血供发生障碍。

四、临床表现

有明确的外伤史，重者常合并脑外伤或其他内脏损伤，神志清醒者主诉伤区疼痛，肢体麻木，活动无力或损伤平面以下感觉消失。检查见伤区皮下淤血、脊柱后凸畸形。严重骨折脱位者，脱位局部有明显的空虚感，局部触痛，常可触及棘突有漂浮感觉。由于损伤的部位及损伤程度不一，故神经功能可以是双下肢活动正常，亦可表现双下肢完全性瘫痪。神经功能检查，临床常用 Frankel 分级法。括约肌功能障碍，如表现为排便无力、尿潴留、便秘或大小便完全失禁。男性患者阴茎不能有意识勃起，被动刺激会阴或阴茎表现为不自主勃起，如脊髓颈胸段损伤而圆锥功能仍存在者；如为脊髓圆锥部的骨折脱位，脊髓低级神经中枢遭到摧毁，勃起功能完全丧失。

五、诊断要点

根据外伤史及外伤后的症状、体征可初步确定为胸腰椎骨折或脱位，并可依感觉、运动功能丧失而初步确定损伤节段，便于进一步选择影像学检查部位。

X 线片是胸腰椎骨折的最基本的影像学检查手段，应常规应用。通常拍正侧位片，根据病情需要可加照斜位或其他位置。单纯压缩骨折正位片可见椎体高度变扁，左右横径增宽，侧位片可见椎体楔形变，脊柱后凸畸形，椎体后上缘骨折块向后上移位，处于椎间水平。爆裂骨折侧位片显示椎体后上缘有大块骨块后移，致伤椎的椎体后上部弧形突向椎管内小关节正常解剖关系破坏。骨折脱位者侧位片显示两椎体相对位置发生明显变化，以上位脊椎向前方或前方偏一侧移位摄常见。

CT 扫描比普通 X 线检查能提供更多的有关病变组织的信息，因而优越性极大，有条件者应该常规应用。CT 片可以显示骨折的类型和损伤的范围，用于单纯椎体压缩骨折，可以显示椎体后缘有无撕脱骨块，骨块是否对硬膜囊形成压迫，有助于决定治疗方法。爆裂骨折 CT 扫描可以观察爆裂的椎体占据椎管的程度，有助于决定采用何种手术方法减压，并为术中准确解除压迫提供依据。

MRI 能够较清楚地显示椎管内部软组织的病损情况，在观察脊髓损伤的程度（水肿、压迫、血肿、萎缩）和范围方面较 CT 优越，对脊柱后柱结构的损伤亦有良好显示，有助于判断脊柱稳定性。

六、治疗原则

根据脊柱的稳定程度可以采用非手术治疗或手术治疗。非手术治疗主要用于稳定性脊柱骨折，目的在于通过缓慢的逐步复位恢复伤椎的解剖关系，通过脊柱肌肉的功能训练，为脊柱提供外源性稳定，从而避免患者晚期常见的损伤后背痛。手术治疗脊柱损伤的目的在于：解除脊髓神经压迫，纠正畸形并恢复脊柱的稳定性。手术早期稳定性由内固定材料提供，坚强的内固定可以保证患者早下地活动，防止长期卧床导致的各种并发症，加速创伤愈合，恢复机体的生理功能。脊柱稳定性的远期重建，依赖正规的植骨融合。

七、治疗选择

（一）非手术治疗

1.适应证

用于稳定性脊柱骨折，如椎体前部压缩＜50%，且不伴神经症状的屈曲压缩骨折，脊柱附件单纯骨折。

2.方法

伤后仰卧硬板床，腰背后伸，在伤椎的后侧背部垫软垫。根据椎体压缩和脊柱后凸成角的程度及患者耐受程度，逐步增加枕头的厚度，于12周内恢复椎体前部高度。X线片证实后凸畸形已纠正，继续卧床3周，然后床上行腰背肌锻炼。床上腰背肌锻炼为目前临床上较常用的功能疗法，腰背肌锻炼的目的是恢复肌力，为后期脊柱稳定性重建提供动力基础、预防后期腰背痛与骨质疏松症的出现，过早下地负重的做法不宜提倡，因为有畸形复发可能，尤其是老年骨质疏松的患者，临床上出现慢性不稳定者，大多源于此。

3.优点

治疗方法简单，无须长时间住院，治疗费用较低。

4.缺点

卧床时间长，老年患者易出现肺部并发症和压疮，部分病例遗留晚期腰背痛和骨质疏松症，适应证较局限等。

（二）手术治疗

1.手术治疗的目标

为损伤脊髓恢复功能创造条件（减压和避免再损伤）；尽快恢复脊柱的稳定性，使患者能尽早起床活动，减少卧床并发症；植骨融合后提供长期稳定性，预防顽固性腰背痛的发生。

2.适应证

适用于多数不稳定性骨折与伴脊髓有明显压迫的骨折、陈旧性骨折椎管狭窄、后凸或侧凸畸形者。近年来，随着微创脊柱外科技术的发展，适应证已进一步扩大，包括单纯压缩骨折、骨质疏松症所致压缩骨折等。

（三）手术方法

1.对有神经症状者应行脊髓神经减压术

脊柱骨折脊髓压迫的因素主要来自硬膜的前方，包括脊柱脱位，伤椎椎体后上缘压迫脊髓前方；压缩骨折，椎体后上角突入椎管压迫脊髓；爆裂骨折，骨折块向后移位压迫脊髓；单纯椎间盘突出压迫脊髓；脊柱呈锐弧后凸或侧凸畸形＞20°，椎管受到压迫性和张力性两种损伤，故应采用硬膜前方减压，经一侧椎弓根的侧前方减压或经两侧椎弓根的环形减压或侧前方入路下直接减压。

2.内固定

内固定以短节段为主。Lcuque 棒或 Harrington 器械固定，由于节段过长，有一定的缺点，目前应用较少。减压完成后，应使患者维持于脊柱过伸位，在此基础上行内固定，可望使椎体达到良好的复位要求。目前应用的内固定器械包括后路与前路两大类，后路多采用短节段椎弓根螺钉系列，前路多采用短节段椎体螺钉钢板系列或椎体螺钉棒系列。

3.植骨融合

脊柱融合的要点为：内固定只能提供早期稳定，后期的永久性稳定需依赖于植骨融合，因而植骨是处理胸腰椎骨折的一个常规手段，必须保证正规、确实的植骨操作。植骨数量要足够，由于植骨是在非生理情况下的骨性融合，因而骨量少，骨痂生成少，有限的骨痂难以承受生理活动所施加的载荷。

植骨的质量要保证，异体骨应避免单独应用于脊柱融合，因为有不少失败的报道，有的后果还相当严重，但在前路大量植骨时，自体骨量不够，可混合少量异体骨或骨传导活性载体。大块髂骨植骨质量可靠，并可起到支撑和承载作用，而火柴棒样植骨增加了生骨面积，能较早发生骨性融合，两者可联合应用。究竟是采用前路椎体间融合还是采用后路椎板、横突间融合应根据具体情况决定，决定因素取决于骨折类型、脊髓损伤程度、骨折时间、脊髓受压的主要来源以及患者的一般状况等。通常后路张力侧能同时做到固定与减压，但在脊柱稳定性方面远不如前路椎体间植骨。

第二节　单纯椎体压缩骨折

单纯椎体压缩骨折为稳定性骨折，临床比较常见，一般不伴有神经损伤，个别患者有一过性肢体麻木乏力，多能在短时间自行恢复，非手术方法治疗能取得良好的效果。

一、发生机制

多为遭受较轻微的屈曲暴力作用，老年骨质疏松者多由摔倒臀部着地容易引起，临床病理改变主要体现为脊柱前柱压缩呈楔形改变，不伴有中柱的损伤，后柱棘间韧带部分损伤，少有韧带断裂及关节突骨折与交锁者；因中柱结构完整，椎管形态无改变，脊髓除少数因冲击作用直接损伤外，一般无明显骨性压迫损伤。如椎体压缩不超过50%，脊柱稳定性无破坏。

二、临床表现

伤后腰背部疼痛，脊柱活动受限。伤区触痛和叩痛（+），少数患者可见轻度脊柱后凸畸形，早期双下肢主动抬腿肌力减弱，这是由于髂腰肌、腰大肌痉挛，伤区疼痛等间接原因所致，不应与神经损伤相混淆。

三、诊断要点

（1）明确外伤史及伤后腰背部疼痛、伤区触痛及叩击痛。

（2）X线检查：正位片显示伤椎椎体变扁，侧位片示椎体方形外观消失，代之以伤椎前低后高呈楔形变。测量伤椎前缘的高度，一般不低于后缘高度的50%，个别患者在伤椎后上缘可见小的撕脱骨块，骨块稍向上后移位，脊柱中柱、后柱完整性多无破坏。

（3）CT扫描：可见椎体前上部骨折，椎体后部多数正常，椎管各径线无变化。

（4）MRI示骨折区附近硬膜前方有局限性高密度改变，为伤区水肿、充血所致，脊髓本身无异常；后凸严重时可显示椎后软组织区水肿甚至韧带断裂。

（5）青少年患者，需与Scheuermann病相鉴别，后者又称青年性驼背、脊椎骨骺炎或脊椎骨软骨炎，其特点为胸椎长节段、均匀的后凸，相邻多个椎体楔形变。老年患者，尤其是老年妇女，应与骨质疏松胸腰椎楔形变相鉴别，后者无外伤史，骨质疏松明显，亦为多个椎体改变；MRI检查椎体或椎后软组织的信号改变可鉴别。

四、治疗选择

1.非手术治疗

（1）适应证：单纯椎体压缩骨折。

（2）方法：伤后立即卧硬板床，腰下垫枕，使伤区脊柱前凸以达复位之目的。腰背部垫枕厚度应逐步增加，应以患者能够耐受为度，不可操之过急，尤其是高龄患者，复位过于急促，可导致严重的消化道症状。垫枕开始时，厚度5～8cm，适应数天后，再增加高度，1周后达15～20cm。

（3）优点：方法简单，有一定效果。

（4）缺点：不可能达到解剖复位，卧床时间相对较长。

2.手术治疗

少数骨折后腰背部疼痛严重，长时间不能缓解或老年患者不能耐受伤后疼痛和长期卧床者，可采用手术治疗行椎体成形或后凸成形术。

（1）优点：缓解疼痛快，卧床时间短。

（2）缺点：手术有风险，费用开支大。

五、康复指导

患者伤后1～2周疼痛症状基本消失，此时即应积极行腰背肌功能锻炼。具体做法是：开始时采用俯卧位抬高上半躯体和双下肢（燕子背飞）的方法；腰部力量有所恢复后采用双肩（力量较强者头顶）顶住垫在床头板的枕头上，双手扶床，膝关节屈曲，双足着床，挺腹，将躯干中部上举，以获脊柱过伸，使压缩的椎体前部在前纵韧带、椎间盘组织的牵拉下复位，每日3次，每次5～10下，开始次数和高度要求不过于勉强，循序渐进，并定期摄片，观察骨折复位情况。一般1周后，多能获得满意的复位结果。练习间歇期间应坚持在腰背部垫枕，维持脊柱过伸位。3个月后，可下地练习行走。过早下地活动的做法极易造成患者畸形加重并导致远期顽固性腰背疼痛。

单纯胸腰椎椎体压缩骨折多见于中老年患者，其预后较好，但不正当的治疗和过早负重有导致后凸畸形和晚期顽固性腰背痛的风险，因此，建议患者引起足够的重视，及时救治。

六、预后

单纯胸腰椎椎体压缩骨折无脊髓、神经损伤，且属稳定性骨折，预后较好；但少数患者，特别是老年性骨质疏松症患者，可能遗留后凸畸形及晚期顽固性腰背痛。

第三节 椎体爆裂骨折

椎体爆裂骨折是一类较严重的胸腰椎骨折，因当骨折块占据椎管容积，腰以上节段损伤时，通常易出现完全性或不完全性截瘫，腰以下则多数无神经症状，部分出现不同程度的马尾和神经根损伤。

一、发生机制

多为垂直压缩暴力致伤，病理改变表现为除前柱骨折外，中柱亦遭受破坏，椎体碎裂，向前后、左右移位，向后方椎管内移位的骨块造成脊髓或神经的损害。

二、临床表现

损伤部位疼痛剧烈，就诊超过 24h 者伤区明显肿胀。查体见棘突周围皮下大面积淤血、肿胀，棘突后凸畸形，伤区触痛剧烈。损伤平面以下感觉、运动和括约肌功能不同程度发生障碍。

三、诊断要点

有严重外伤史及伤后腰背部疼痛、肿胀伴有损伤平面以下感觉、运动和括约肌功能障碍者应考虑胸腰椎爆裂骨折的可能。

1.正位 X 线片

显示伤椎椎体高度降低，椎体横径增宽，椎板骨折，弓根间距增宽，椎体正常的解剖征象破坏。侧位片见椎体高度降低，以前方压缩尤为明显，伤椎上方之椎体向前下滑脱，椎间隙变窄，伤椎椎体后方向椎管突入，尤以后上方最为显著，并常见有骨折块进入椎管内。可能有棘突骨折或关节突骨折，少数患者关节突骨折累及椎弓根。

2.CT 片

可清晰显示椎体爆裂，骨折块向四周散开，椎体的后缘骨折块向后移位，进入椎管。骨块向后移位严重的一侧，患者神经损伤症状亦重于对侧，如骨块完全占据椎管空间，脊髓神经多为完全性损伤；CT 扫描时应考虑手术治疗的需要，扫描范围应包括上位和下位椎体、椎弓根，以确定是否适合后路短节段内固定物的置入。

3.MRI

显示脊髓正常结构破坏，损伤区上下明显水肿，对判断预后有指导性意义。

四、治疗选择

治疗目的应是重建脊柱稳定性，去除脊髓压迫，防止进一步及迟发性损伤，为脊髓损伤的康复和患者早期功能锻炼创造条件。治疗方法首选手术治疗，不能因完全性截瘫无恢复可能而放弃手术。

手术方法可以根据患者的情况、医院的条件和术者的经验，分别采用后路经椎弓根减压、椎弓根螺钉系统内短节段固定和前路减压内固定。无论取何种方法均应同时植骨行脊柱融合，以获远期稳定。

（一）后路经椎弓根减压、椎弓根螺钉系统内固定

常规后正中显露，显露伤椎横突，于上关节突、椎板、横突连接处行横突截骨。咬除椎弓后侧骨皮质，以椎弓根探子探清椎弓根走向，辨清外侧皮质后咬除，仅保留椎弓根内侧及下方皮质，术中尽量保留上关节突，经扩大椎弓根入口进入椎体，以各种角度刮匙行环形刮除椎体碎骨块及上下间隙椎间盘，自椎体后侧采用特殊的冲击器将椎管内碎骨块挤入椎体，减压完成，行椎弓根螺钉固定，并取松质骨泥行椎间隙植骨，融合的范围应包括上、下正常椎的椎板、小关节和横突。

1.优点

手术创伤小，时间短，尤适用于多处严重创伤的病例，能同样达到前方直接减压的目的。

2.缺点

受减压通道的限制，减压操作较复杂，尤其是上下两个椎间盘的减压更难完成；植骨面的准备也不如前路充分，因此椎体间植骨的效果不如前路直接减压。

（二）前路减压植骨、内固定术

1.适应证

胸腰椎骨折或骨折脱位不全瘫痪，影像学检查（CT、MRI、造影）证实硬膜前方有压迫存在，就骨折类型来说，最适用于爆裂骨折。陈旧性胸腰椎骨折，后路减压术后，仍残留明显的神经功能障碍且有压迫存在者。胸腰段骨折全瘫者可酌情采用。

2.禁忌证

（1）连续 2 个椎体骨折。

（2）心肺情况差或伴有严重合并不能耐受手术打击者。

（3）陈旧性骨折脱位成角畸形严重者；胸椎骨折完全性截瘫且证实脊髓横贯伤损伤者。

（4）手术区大血管有严重损伤者。

3.手术要点

（1）全麻。患者侧卧位，手术区对准手术台腰桥，两侧垫枕，通常从左侧进入。

（2）手术步骤：经胸腹膜后途径切除第10肋或第11肋，自膈肌止点1cm处，弧形切开膈肌和内侧的弓状韧带，到达伤椎椎体，结扎上下椎体之节段血管，推开腰大肌，可见白色隆起的椎间盘，压之有柔韧感，与之相对应的椎体则稍向下凹陷，触之坚硬。仔细辨认病椎、椎弓根和椎间隙，勿损伤走行于椎间隙的神经根和根动静脉。

在椎体后缘椎弓根和椎间隙前部，纵行切开骨膜，骨膜下电刀切剥，将椎体骨膜以及其前部的椎前组织一并向前方推开。在椎体切骨之前宜先切除病椎上、下位的椎间盘，用锐刀顺纤维环的上下缘切开手术侧显露的椎间盘，以尖头咬骨钳切除手术侧纤维环及髓核组织，显露病椎的上下壁。以小骨刀切除大部分病椎，超薄枪钳将椎弓根及病椎后侧皮质、碎骨块一一咬除，减压完成后，用锐利骨刀切除病椎上、下及其相对应椎间盘的终板软骨，以利植骨融合。放下腰桥，必要时人工牵引以保证无侧凸畸形，用撑开器撑开椎体的前部以纠正后凸畸形，撑开器着力点位于椎体前半，不可使撑开器发生弹跳，避免误伤周围重要解剖结构。后凸畸形纠正满意后，在撑开情况下确定植骨块的长度及钢板（棒）长度，以不影响上下位椎间关节的活动为准，取自体三面皮质骼骨块植骨，松开撑开器，拧入椎体钉，安放动力加压钢板或棒，如Kanaeda器械。冲洗伤口后常规鼓肺检查有无胸膜破裂，再次检查植骨块位置，并在植骨块前方和侧方补充植入松质骨碎块、壁胸膜，牵回腰大肌。放置负压引流，伤口缝合如切开膈肌，应将膈肌原位缝合。术毕严格观察患者呼吸和口唇颜色，并连续监测血氧饱和度。必要时，患者未出手术室前即行胸腔闭式引流术，以防不测。术后卧床时间根据脊柱损伤程度而定，一般2～3个月，并定期拍X线片，观察植骨融合情况。

4.优点

直视下前路椎管减压，操作相对容易；前路内固定更符合植骨的生物力学要求，融合率较高。

5.缺点

手术创伤较大，伴多处严重创伤者，特别是严重胸腔脏器损伤患者难以耐受手术。

第四节 腰椎管狭窄症

各种原因导致腰椎椎管、神经根通道、椎间孔的变形或狭窄而引起马尾神经、腰骶神经根受压而产生临床症状的病症，称为腰椎管狭窄症，又称为腰椎管狭窄综合征。多发生于 50 岁以上的中老年人，男性较女性多见。

一、病因病理

腰椎管狭窄症的病因可分为原发性和继发性椎管狭窄两大类。原发性椎管狭窄指因先天性和发育性因素，导致腰椎骨性椎管发育异常、椎管狭窄，表现为腰椎管的横径和矢状径均匀一致性的狭窄，多见于侏儒症、椎弓根短缩等患者。此种类型腰椎管狭窄症临床较少见。继发性腰椎管狭窄主要是由于椎间盘退变，腰椎椎体间失稳，关节突关节松动增生、内聚的腰椎退行性病变，腰椎骨质增生，椎板继发性增厚，黄韧带松弛、肥厚、内陷等诸多因素共同导致的腰椎椎管、神经根管和椎间孔等内径缩小，椎管容积减少，病变达到一定程度后，可引起硬膜囊、神经根、马尾受压而产生腰腿痛症状。也可能因为椎管容积减少，致椎管内外血循环障碍、静脉充血、血管丛增生等间接压迫硬膜囊或神经根而产生神经压迫症状。临床上以退行性病变致继发性椎管狭窄症患者为多见，原发性椎管狭窄症患者少见。

临床上多采用 Nelson 分类法指导腰椎管狭窄症的诊断和分型。

（1）按解剖部位分类可分为中央型（主椎管）狭窄和侧方型（侧隐窝）狭窄。中央型狭窄以硬膜囊及其中的马尾神经受累为主，而侧方型狭窄则以神经根受累为主。

（2）按病因分类可分为原发型椎管狭窄和继发型椎管狭窄。

1）原发型椎管狭窄为先天性因素所致，骨性椎管发育障碍，致使椎管容积减少，马尾、神经根受压迫而导致。

2）继发型椎管狭窄系由于后天退变或其他原因，导致椎管容积继发性减少，按继发性椎管狭窄的主要发生来源，继发性腰椎管狭窄又可分为四个方面。①退行性脊椎骨质增生，黄韧带肥厚，后纵韧带增生钙化，侧隐窝狭窄，椎间盘病变等；②创伤因素所致脊柱骨折脱位遗留的脊柱畸形；③椎弓峡部裂致椎体滑脱；④脊柱侧弯以及其他脊柱骨病如 Paget's 病、氟骨症等。

二、临床表现

（一）症状

多见于 40 岁以上的中老年，以男性多见。起病缓慢，常有慢性腰痛史，疼痛常反复发作，一般症状较轻。中央型椎管狭窄主要感觉腰骶部疼痛或臀部疼痛，很少有下肢放射痛。患者常诉直腰行走困难，而弯腰骑自行车无障碍，该型患者最典型的表现是神经性间歇性跛行。侧隐窝狭窄与神经根管狭窄的症状大体相同。表现为相应的神经根受刺激或压迫症状。根性神经痛往往比腰椎间盘突出症严重，可从腰臀部向下放射，常为持续性，活动后加重，体位改变对疼痛影响不如中央型明显，间歇性跛行也不典型。

（二）体征

检查时常可发现患者主诉的症状严重且多，而客观体征少，两者往往不相符。神经未受持续性压迫时，多无明显体征。腰椎无畸形，腰部可无压痛，而后伸或侧屈位时，可诱发症状。前屈时症状消失，直腿，抬高试验阴性。发生持续性压迫后，可出现受压的马尾神经或相应神经根支配区的感觉、肌力减退，腱反射减弱或消失。直腿抬高试验可为阳性。

（三）影像学及实验室检查

1.X 线检查

在腰椎正侧位 X 线片上，常表现为腰椎生理弧度的改变，可显示生理前凸的增大或减少。还可显示椎间隙狭窄、关节突增生内聚，椎体边缘骨质增生等退变表现，部分患者表现为腰椎滑脱、不稳或椎间关节半脱位等。在 X 线片上还可测量椎管的大小，一般认为，椎管横径<20mm，矢状径<12mm，可以认为有腰椎管狭窄的存在。因为 X 线片存在放大

倍率的差异，现多在 CT 片上行椎管各径的测量，更为准确。

2.椎管造影

椎管造影是诊断腰椎管狭窄的有效方法，表现为不同程度的充盈缺损，严重者完全梗阻，完全梗阻者呈幕帘状、笔尖状或弹头状，也有呈毛刷状的充盈缺损。腰椎滑脱引起的椎管狭窄，可在滑脱节段显示台阶状或肘拐状的硬囊形态改变。椎管后侧黄韧带增厚者，表现为锯齿状充盈压迹，有时呈藕节状改变。椎管造影可以显示硬膜囊的整体形态，且可通过体位及投照位的变化，显示出神经根袖的形态和位置变化。但对侧隐窝的显示不理想，也不能显示椎管的断面及神经根形态。

3.CT 检查

可以清楚显示椎管的形态和椎板厚度，并能进行比较精确的椎管大小及椎板厚度测量。CT 能显示椎间盘突出的程度、范围和方向，对侧隐窝狭窄、黄韧带肥厚等均可以清楚显示。如结合椎管造影检查，则能提供更多信息。椎板厚度超过 8mm，黄韧带厚度超过 5mm，可认为是增厚。CT 片在测量侧隐窝时，侧隐窝前后径＞5mm，侧隐窝前后径＜3mm，可以认为是侧隐窝狭窄。

4.MRI 检查

可以对脊柱进行矢状面、冠状面、横断面多个方向角度的检查扫描。在 MRI 检查中可以显示出硬膜囊压迫的节段、程度的部位，同时可以有效显示黄韧带的肥厚、硬膜外脂肪的消失减少、神经根的压迫与位置等。所以，MRI 是检查腰椎管狭窄的有效方法。

三、鉴别诊断

1.腰椎间盘突出症

大多见于中青年人，病程相对较短，多以腰痛及下肢放射痛为主要症状，下肢症状单侧者多见，直腿抬高试验阳性。不似腰椎管狭窄症以中老年人为多，主要表现是间歇性跛行，直腿抬高试验多阴性，而腰过伸受限则明显。X 线检查腰椎间盘突出症可见到腰椎疼痛性侧弯，但骨质退变多不如腰椎管狭窄症患者明显，且腰椎管各径的测量在正常范围。CT 或 MRI 检查是鉴别两者的重要手段，腰间盘突出症主要表现为椎间隙水平间盘的突出与对硬膜囊和神经根的压迫，而黄韧带厚度、侧隐窝前后径、椎板厚度等多在正常范围，关节突增生内聚也不如腰椎管狭窄症者明显。

2.腰椎滑脱症

部分腰椎滑脱症患者也可表现为腰椎管狭窄症的症状。但在间歇性跛行等典型症状出现之前，腰椎滑脱就已存在，一般是到病程中后期，因腰椎滑脱，导致椎管形态发生扭曲变形，或椎间盘变性突出，或继发性腰椎退变，才发生继发性腰椎管狭窄；后期，腰椎滑脱是腰椎管狭窄的原因，而腰椎管狭窄则是表现形式。

3.血管源性腰背痛

动脉疾病或周围血管疾病可引起下肢痛，有时与坐骨神经痛很相似。但血管源性下肢痛不会因活动而疼痛加重，而腰椎管狭窄症患者的下肢痛多在活动后出现。臀上动脉血流不足引起的臀部间歇性疼痛，行走时出现或加重，站立时减轻，但不会因弯腰或下蹲等减轻。小腿后方肌肉的间歇痛可因周围血管疾病引起，并有坐骨神经刺激症状，也有行走加重、站立减轻的特征，但不会因站立而使疼痛症状完全消除，也不会因下蹲、弯腰等动作而全部缓解。

4.腰背肌、筋膜源性腰背痛

腰背肌筋膜炎、棘上韧带损伤、棘间韧带损伤、第三腰椎横突综合征、臀上皮神经卡压综合征、梨状肌综合征等，系腰背部局限性非特异性纤维织炎，常有反射性腰背痛。腰背肌筋膜炎的腰背部疼痛虽然广泛而散在，但以肌、筋膜损伤劳损处为主，所以多表现为肌、筋膜附着点附近的局限性明显疼痛和压痛，多有外伤史，在局限性压痛点附近行痛点封闭可以止痛。此外，腰背肌筋膜炎经过休息或治疗，大多可以逐渐好转或自愈，这种情况在腰椎管狭窄症是很少见的。

5.腰椎不稳引起的腰腿痛

腰椎不稳或腰椎失稳会引起腰背痛或腰腿痛。腰椎不稳的主要原因有椎间盘、椎间关节、椎间韧带的退变，外伤和脊柱手术后的医源性不稳、峡部裂和滑脱。腰椎不稳常见的症状是局限的腰背痛，伴有一侧或双侧臀部、大腿后侧的牵涉痛，严重的患者可伴有坐骨神经的刺激或压迫症状。多数患者主诉易发生腰扭伤，轻微活动或偶然用力不当，即可出现腰痛、活动受限及僵硬感，经过休息，逐步轻微活动腰痛或经过腰椎牵引、推拿按摩后腰痛及活动受限即可解除。这种腰部轻微活动即可能诱发的腰部突发疼痛及活动受限，有些类似膝关节半月板损伤引起的关节交锁症状，是腰椎不稳的重要临床特征。X 线检查可见椎间隙不对称性变窄，脊柱序列排列不良，在腰椎过伸过屈侧位上可能观察到明显的椎体前后滑移，还可见到椎弓根的轴向旋转及棘突正常序列的紊乱中断等。

四、治疗

（一）非手术治疗

1.卧床休息

早、中期患者或急性反复发作者，卧床休息可以改善局部静脉回流，有利于炎症反应的消退，有利于缓解椎管狭窄的症状，同时因休息可以缓解腰背肌紧张，也有利于消除肌肉源性疼痛不适。一般休息 2～3 周可以缓解腰腿痛。这也是其他治疗的基础。

2.腰围保护

可以协助缓解肌肉劳累。多在患者下床活动及站立时应用，卧床休息时不用。

3.腰功能锻炼

要注意加强腰背肌、腹部肌肉功能锻炼，以增强脊柱的稳定性。

4.手法推拿按摩

可以通过手法治疗达到舒筋散寒、化瘀止痛、松解粘连、松弛肌肉的作用。一般采用患者俯卧位，行腰痛部按法、揉法点穴法、擦法等手法。患者平卧主要是行点穴法。同时配合腰部关节活动、牵抖法和双下肢关节活动等手法治疗。因患者大多为中老年人，骨质退变，手法治疗过程中不可使用暴力。

5.抗感染止痛药

在疼痛症状较重时，内服消炎痛、布洛芬等消炎镇痛剂有利于病情的好转，但使用这些药物要注意胃肠道及心血管安全性，有可能影响患者的凝血功能。

6.封闭治疗

可应用泼尼松龙 12.5mg，0.5%～1%普鲁卡因 100～200mg 混合后行腰部痛点封闭或椎管内封闭治疗，术后配合卧床休息、手法推拿按摩或腰椎牵引，每周 1 次，2～3 次为 1 疗程，对早、中期患者有效。

（二）手术治疗

1.手术指征

对于病程长，疼痛剧烈，影响日常生活；或保守治疗无效，反复发作，间歇期明显缩短；并有神经功能损害尤其是马尾神经压迫出现部分或完全瘫痪的患者；以及腰椎间盘突出合并腰椎管狭窄，腰椎峡部裂或腰椎滑脱合并腰椎管狭窄；腰椎 CT、MRI 或造影检查有明确的椎管狭窄，且狭窄压迫部位与临床症状相符合的患者，均应考虑行手术治疗。

2.手术目的

解除椎管内、神经根管、椎间孔等处的致压物，解除硬膜囊、马尾神经和神经根的压迫症状，同时要尽量保留正常的骨与软组织结构，维持和重建脊柱的稳定性。

3.手术方式

常用的手术方式有椎板成形术、椎板切除减压术，多配合内固定及植骨，以重建脊柱的正常生理序列和稳定性。手术要参照术前检查的神经定位、CT 和 MRI 检查显示的狭窄范围来考虑减压范围。术中减压有效的标志之一是硬膜囊的搏动恢复。

第五节　肱骨干骨折

一、损伤机制

（一）直接暴力

直接暴力是造成肱骨干骨折的常见原因，如打击伤、机械挤压伤、火器伤等，可呈横断骨折、粉碎骨折或开放骨折。

（二）间接暴力

如摔倒时手或肘部着地，由于身体多伴有旋转或因附着肌肉的不对称收缩，发生斜形或螺旋形骨折。

（三）旋转暴力

以军事或体育训练的投掷骨折，以及掰手腕所引起的骨折最为典型，多发生于肱骨干的中下 1/3 处，主要由于肌肉突然收缩，引起肱骨轴向受力，导致螺旋形骨折。

由于肱骨干上的肌肉作用，骨折后常呈典型的畸形。当骨折线在胸大肌止点近端时，由于肩袖的作用，骨折近端呈外展和内旋畸形，远端由于胸大肌的作用向内侧移位；当骨折线位于胸大肌以远三角肌止点以近时，骨折远端由于三角肌的牵拉向外侧移位，近端则由于胸大肌、背阔肌及大圆肌的牵拉作用向内侧移位；当骨折线位于三角肌止点以远时，骨折近端外展、屈曲，远端则向近端移位。

二、骨折的分类

同其他骨折的分类一样，肱骨干骨折可依据不同的分类因素构成多种分类方式。根据骨折是否与外环境相通，可分为开放骨折和闭合骨折；因骨折部位不同，可分为三角肌止点以上及三角肌止点以下骨折；由于骨折程度不同，可分为完全骨折和不完全骨折；根据骨折线的方向和特性又可分为纵、横、斜、螺旋、多段和粉碎型骨折；根据骨的内在因素是否存在异常而分为正常骨折和病理骨折等。

三、临床症状和体征

同其他骨折一样，肱骨干骨折后可出现疼痛、肿胀、局部压疼、畸形、反常活动及骨擦音等，骨科医师不应为证实骨折的存在而刻意检查骨擦音，以免增加伤者的痛苦和桡神经损伤。对于不完全或无移位的骨折，单凭临床体检很难判断，所以对可疑骨折的患者必须拍 X 线片。拍片范围包括肱骨的两端、肩关节和肘关节。对于高度怀疑有骨折的患者，即使在急诊拍片时未能发现骨折也不要轻易下无骨折的结论，可用石膏托暂时固定两周后再拍片复查，若有不全的裂纹骨折此时因骨折线的吸收而显现出来。若骨折合并桡神经损伤，可出现垂腕、手部掌指关节不能伸直、拇指不能伸展和手背虎口区感觉减退或消失。肱骨干骨折的患者应当常规检查患肢远端血运的情况，包括对比两侧桡动脉搏动、甲床充盈、皮肤温度等，必要时可行血管造影，以确定有无肱动脉损伤。

四、治疗方法

（一）闭合治疗

在近几十年来的骨科著作中，均强调绝大多数的肱骨干骨折可经非手术治疗而痊愈，国外的文献报道中其成功的比例甚至可高达94%以上。但在临床实际工作中能否达到如此高的比例仍值得商榷。此外，现代的就医人群已对骨科医师提出了更高的要求，即不仅要获得良好的最终治疗结果，而且希望治疗过程中尽量减少痛苦，在骨折愈合期间有相对高的生活质量，甚至仍能够从事一些工作。那种令患者在石膏加外展架上苦撑苦熬数个月，夜间无法平卧的传统治疗方式很难为多数患者所接受。依现代的治疗观点，闭合治疗的适应证应结合患者的具体情况认真审视后而定。

1.适应证

（1）移位不明显的简单骨折（AO分类：A1、A2、A3）。

（2）有移位的中、下1/3骨折（AO分类：A1、A2、A3或B1、B2），经手法整复可以达到功能复位标准的。

2.闭合治疗的复位标准

肱骨属非负重骨，轻度的畸形愈合可由肩胛骨代偿，其复位标准在四肢长骨中最低，其功能复位的标准为：2cm以内的短缩，1/3以内的侧方移位、20°以内的向前、30°以内的外翻成角以及15°以内的旋转畸形。

3.常用的闭合治疗方法

（1）悬垂石膏：应用悬垂石膏法治疗肱骨干骨折已有半个多世纪的历史，目前在国内外仍有相当多的骨科医师在继续沿用。此法比较适合于有移位并伴有短缩的骨折或者斜形、螺旋形的骨折。悬垂石膏应具有适当的重量，避免过重或过轻，其上缘至少应超过骨折断端2.5cm以上，下缘可达腕部，屈肘90°，前臂中立位，在腕部有三个固定调整环。在石膏固定期间，前臂需始终维持下垂，以便提供一向下的牵引力。

患者夜间不宜平卧，而采取坐睡或半卧位（这是使用悬垂石膏的不便之处）。吊带需可靠地固定在腕部石膏固定环上，向内成角畸形可通过将吊带移至掌侧调整，反之，向外成角则通过背侧的固定环调整。后成角和前成角，可利用吊带的长短来调整，后成角加长吊带，而前成角则缩短吊带。使用悬垂石膏治疗应经常复查拍 X 线片，开始时为 1～2 周，以后可改为 2～3 周或更长的间隔时间。石膏固定期间应注意功能锻炼，如握拳、肩关节活动等，减少石膏固定引起的不良反应。对某些患者，如肥胖或女性，可在内侧加一衬垫，以免由于过多的皮下组织或乳房造成的成角畸形。当骨折的短缩已经克服、骨折已达到纤维性连接时，可更换为 U 形石膏。

悬垂石膏曾成功地治愈过许多患者，但也不乏骨折不愈合或延迟愈合的例子。故治疗期间应注意密切观察，若固定超过 3 个月仍无骨折愈合迹象，已出现废用性骨质疏松时，应考虑改用其他方法（如切开复位内固定加自体植骨），不要一味地坚持下去，以避免最后因严重的废用性骨质疏松导致连内固定的条件都不具备，丧失有利的治疗时机，对中老年患者更应注意这点。

（2）U 形或 O 形石膏：多用于稳定的中下 1/3 骨折复位后，或应用其他方法治疗肱骨干骨折后的继续固定手段。所谓 U 形即石膏绷带由腋窝处开始，向下绕过肘部，再向上至三头肌以上。若石膏绷带再延长一些，使两端在肩部重叠则成为 O 形石膏。U 形石膏有利于肩、腕和手部的关节功能锻炼，而 O 形石膏的固定稳定性更好一些。

（3）小夹板固定：对内外成角不大者，可采用二点直接加压方法（利用纸垫）；对侧方移位较多，成角显著者，常可用三点纸垫挤压原理，以使骨折达到复位。不同水平的骨折需用不同类型的小夹板，如上 1/3 骨折用超肩关节小夹板，中 1/3 骨折用单纯上臂小夹板，而下 1/3 骨折需用超肘关节小夹板固定。其中尤以中 1/3 骨折的固定效果最为理想。

利用小夹板治疗肱骨干骨折时，经治医师需密切随诊，观察病情的变化，根据肢体肿胀的程度随时调整夹板的松紧度，避免因固定不当而引起并发症，同时鼓励患者在固定期间积极锻炼患肢功能。

（4）其他治疗方法：采用肩人字石膏、外展架加牵引或鹰嘴骨牵引等治疗肱骨干骨，但多数情况下已经较少使用。

（二）手术治疗

如果能够正确掌握手术指征并配合以高质量手术操作，绝大多数的肱骨干骨折可以正常愈合。同时可以减少因长期石膏或小夹板等外固定带来的邻近关节僵硬、肌肉萎缩和废用性骨质疏松等不利影响，甚至可在固定期间从事某些非负重性工作，治疗期的生活质量相对较高。不利的方面：所花费用较多，需二次手术取出内固定物，手术本身具有一定的风险等。

1.手术治疗的适应证

（1）绝对适应证：①保守治疗无法达到或维持功能复位的；②合并其他部位损伤，如同侧前臂骨折、肘关节骨折、肩关节骨折，伤肢需早期活动的；③多段骨折或粉碎性骨折（AO分型：B3、C1、C2、C3）；④骨折不愈合；⑤合并有肱动脉、桡神经损伤需行探查手术的；⑥合并有其他系统特殊疾病而无法坚持保守治疗的，如严重的帕金森病；⑦经过2～3个月保守治疗已出现骨折延迟愈合现象，开始有废用性骨质疏松的（如继续坚持保守治疗，严重的废用性骨质疏松可导致失去切开复位内固定治疗的机会）；⑧病理性骨折。

（2）相对适应证：①从事某些职业对肢体外形有特殊要求，不接受功能复位而需要解剖复位的；②因工作或学习需要，不能坚持较长时间的石膏、夹板或支具牵引固定的。

2.手术治疗的方法

（1）拉力螺丝钉固定：单纯的拉力螺钉固定只能够用于长螺旋形骨折，而且术后常需要外固定保护一段时间，优点是骨折段软组织剥离较少，骨折断端的血运影响小，正确使用可缩短骨折愈合时间。

（2）接骨钢板固定：尽管带锁髓内钉的使用趋于增多，但现阶段接骨钢板仍在较广的范围内继续应用，缘于其操作简单，易于掌握，无须C形臂X线透视等较高档辅助设备。钢板应有足够长度，螺钉孔数目不得少于6孔，最好选用较宽的4.5mm动力加压钢板（DCP或LCDCP），远近骨折段至少各由3枚螺钉固定，以获得足够的固定强度。对于短斜形骨折尽量使用1枚跨越骨折线的拉力螺钉，而粉碎性骨折最好同时植入自体松质骨。AO推荐的手术入路是后侧切口（Henry1966），将钢板置于肱骨干的后侧，而且在骨折愈合后不再取出。但国内多数骨科医师愿意采用上臂前外侧入路，将钢板放置在骨干的前外侧，在骨折愈合后取出内固定物也相对比较容易。

（3）带锁髓内针固定：随着带锁髓内针的普及应用，以往的 Rush 针或 V 形针、矩形针已较少使用。使用带锁髓内针的优点：软组织剥离少，术后可以适当负重，用于粉碎性骨折时其优点更为突出。由于是带锁髓内针，其尾端部分基本与肱骨大结节在同一平面，对肩关节功能影响不大（近期可能有一定影响）。使用时采用顺行或逆行穿针方法，与股骨或胫骨不同的是，其近端锁钉一般不穿过对侧皮质（避免损伤腋神经），而远端锁钉最好采用前后方向（避免损伤桡神经）。

（4）外固定架固定：从严格意义上讲，外固定架固定是一种介于内固定和传统外固定之间的一种固定方式，其有创、有固定针进入组织内穿过两侧皮质，必要时可切开直视下复位。优点：创伤小，固定相对可靠，愈合周期比较短，不需二次手术取出内固定物，对邻近关节干扰小。缺点：针道可能发生感染，尽管其固定物已经比其他外固定方式轻便了许多，但仍有不便，用于中上 1/3 骨折时可能影响肩关节活动。肱骨干骨折多用单边固定方式，有多种比较成熟的外固定架可供选择，治疗成功的关键在于熟悉和正确使用，而不在于外固定架本身。

（5）Ender 针固定：采用多根可屈件的髓内针——Ender 针固定，现国内少数医院的医师仍在应用。利用不同方向插针和三点固定原理，可较好地控制骨折端的旋转，成角。操作比较简单，既可顺行也可逆行打入。术前需要准备比较齐全的规格、型号，包括不同长度和直径的 Ender 针。切忌强行打入，否则可造成骨质劈裂和髓内针穿出髓腔。

第六节　肩袖损伤

一、发病原因

肩袖损伤的发病原因学说较多，主要有以下几种学说。

（一）撞击学说

肩撞击综合征首先由 Neer（1972）提出，他在解剖 100 例肩关节中发现有 11 例的肩盂边缘有骨刺出现和肩峰前突下骨赘增生，这是肩袖与肱骨头多次反复撞击的结果。冈上肌腱从喙肩弓下方穿出向外下方附着于肱骨大结节，肩关节前屈时很容易被肩峰前突撞击。

（二）退变学说

肩袖疾病的病因是多方面的，肩袖肌腱维持肱骨头的稳定，其力臂较短，又在肱骨的顶端即突出部分，容易发生肌腱退行性病变。其病理表现往往是细胞变性坏死，钙盐沉积，纤维蛋白玻璃样变性，肌纤维部分断裂，肩袖止点出现潮线复制及不规则。退变后的肌腱在运动中稍加用力即行断裂，一般在 40 岁以上者易发生。

（三）创伤学说

由于创伤导致肌腱损伤已不容置疑。例如，肩关节脱位无其他合并伤，复位后肩关节仍不能外展，其根源很可能就是肩袖损伤。肱骨头大结节撕脱骨折大多伴有不同程度的肩袖损伤。运动损伤在肩袖损伤中占有一定的比例。暴力作用于肩袖造成急性损伤的方式较多，主要有以下几种。

（1）肩部被直接撞伤，造成冈上肌腱损伤。

（2）上臂突然过度内收，冈上肌被极度牵拉而撕裂。

（3）上臂接受纵轴牵拉暴力而使肩袖损伤。

（4）暴力从腋下向上冲击，冈上肌受到顶撞对冲而损伤。

二、损伤机制

体操运动员在单杠、吊环、高低杠上运动时进行"转肩""压十字"动作，标枪投掷运动员上臂上举做反弓爆发力时，因反复外展、急剧转肩，肩袖受到摩擦、劳损、牵拉，造成肌腱纤维反复磨损变性，呈慢性炎症样改变，同时可发生肩峰下滑囊炎症改变和退行性改变。这种情况也可见于游泳时的肩部旋转、举重时的抓举、篮球的转手及排球的扣球动作等。追问病史大多有一次损伤史可以追溯，但也有部分运动员何时损伤却难以清晰回忆。

肩袖损伤的病理牵涉到肌腱、关节软骨、滑囊及肩峰。在正常情况下，冈上肌、冈下肌对抗三角肌的收缩力，拉紧肱骨头使其在一定的范围内活动。一旦冈上肌、冈下肌损伤（急性或慢性），三角肌丧失拮抗力量，收缩时肩峰下组织与肩峰撞击，关节盂和肱骨头因机械力量受到破坏，出现关节退行性致变。肩袖肌腱损伤后发生玻璃样变性或断裂，断端之间充斥瘢痕并发生挛缩。肩袖损伤时因局部渗血、出血及积液，加上机械性压迫和劳损，终于产生肩峰下滑囊炎。滑囊壁玻璃样变性，滑膜浅层出现纤维素，导致组织增生和粘连。由于反复劳损和机械力的重复叩击，肩峰骨膜增厚，刺激成骨细胞产生骨唇，造成肩关节活动受限或疼痛。

三、症状及诊断

（一）慢性损伤

慢性损伤较为多见。肩痛不明显，当上臂外展至某一特定部位时突然疼痛而停止活动。平时能全程参加训练，但成绩进步不快，有肩部不舒适的感觉。

（二）亚急性损伤

此型最多见。系反复慢性挫伤积累而形成。检查肩外展试验：伤员伸肘旋后位，做肩部外展运动至 80°～110° 时出现肩部疼痛，外展动作突然中止或卡住，这可能是肩袖与喙肩韧带或肩峰摩擦挤压造成。一些病例训练前做好准备活动后外展时无疼痛。多数病例按压肩外侧肱骨大结节部位有压痛，肩关节外展和上臂抗阻内外旋有疼痛。如已迁延时日未经正规治疗可出现三角肌萎缩现象。

（三）急性损伤

此型少见。大多为一次急性损伤所致。肩部疼痛、活动受限均较显著。检查臂下落试验：将患肩被动外展 90° 位去除扶持，患肢不能维持外展，伤臂迅速下落，说明肩袖明显损伤。

四、治疗

（一）非手术治疗

（1）由急性炎症或急性损伤所形成的肩部剧烈疼痛，应暂停训练。可将上臂外展 30°

位支架外固定，卧床休息 3d 后可适当活动。

（2）慢性或亚急性损伤，可用 1%普鲁卡因溶液 10～20mL 加入泼尼松龙 1mL 局部封闭，疗效非常理想。

（3）物理治疗：人工太阳灯，紫外线（4～5 生物剂量）及直流电碘离子透入对肩袖损伤的康复有明显的辅助作用。

（4）运动训练适当改变，慢性挫伤可继续一般训练，对于引起疼痛的外展动作可适当减少或避免，要加强三角肌的力量训练。

（二）手术治疗

肩袖肌腱断裂如面积较大，断端分离较多，残端缺血或经非手术治疗 4～6 周后症状未见改善，可选择手术治疗。

术中可将断端褥式缝合，如不能缝合，取阔筋膜修补缝合。也可在肱骨大结节上钻孔缝合肩袖，术后以外展支架将患肢固定于外展、前屈及外旋位，6 周后拆除外固定积极进行功能锻炼活动。

五、预防

（1）在进行大范围转肩运动训练前应循序渐进并加强肩关节各组肌肉力量训练，如三角肌肌力加强训练等。

（2）每次训练前应严格认真做好准备活动，以适应运动，减少损伤。

第五章　产科疾病

第一节　早产

妊娠满 28 周至不足 37 周分娩称为早产。分为自发性早产和治疗性早产两种，自发性早产包括未足月分娩和未足月胎膜早破；治疗性早产为妊娠并发症或合并症而需要提前终止妊娠者。

一、诊断标准

（1）早产妊娠 28～37 周的分娩称为早产。

（2）早产临产妊娠晚期（28～37 周）出现规律宫缩（每 20 分钟 4 次或 60 分钟 8 次），同时伴有宫颈的进行性改变（宫颈容受度≥80%，伴宫口扩张）。

二、早产预测

当妊娠不足 37 周，孕妇出现宫缩可以应用以下两种方法进行早产临产的预测。

（1）经阴道测量或经会阴测量或经腹测量（在可疑前置胎盘和胎膜早破及生殖道感染时）超声检测宫颈长度及宫颈内口有无开大。

妊娠期宫颈长度正常值：经腹测量为 3.2～5.3cm；经阴道测量为 3.2～4.8cm；经会阴测量为 2.9～3.5cm。

对有先兆早产症状者应动态监测宫颈长度和形态变化：宫颈长度大于 30mm 是排除早产发生较可靠的指标；漏斗状宫颈伴有宫颈长度缩短有意义。

（2）阴道后穹窿分泌物胎儿纤维连接蛋白（fFN）检测，fFN 阴性者发生早产的风险降低，1 周内不分娩的阴性预测值为 98%，2 周内不发生分娩的阴性预测值为 95%。fFN 检测前不宜行阴道检查及阴道超声检测，24 小时内禁止性生活。检测时机为妊娠 22～35 周。

（3）超声与 fFN 联合应用两者均阴性可排除早产。

三、早产高危因素

（1）早产史。

（2）晚期流产史。

（3）年龄＜18岁或＞40岁。

（4）患有躯体疾病和妊娠并发症。

（5）身体质量指数过低（重指数≤18kg/m^2）。

（6）无产前保健，经济状况差。

（7）吸毒或酗酒者。

（8）孕期长期站立，特别是每周站立超过40小时。

（9）有生殖道感染或性传播感染高危史，或有合并性传播疾病如梅毒等。

（10）多胎妊娠。

（11）助孕技术后妊娠。

（12）生殖系统发育畸形。

四、治疗原则

1.休息

孕妇应卧床休息。

2.应用糖皮质激素

糖皮质激素促胎肺成熟。

（1）糖皮质激素的应用指征：①妊娠未满34周、7天内有早产分娩可能者。②孕周＞34周但有临床证据证实胎肺未成熟者。③妊娠期糖尿病血糖控制不满意者。

（2）糖皮质激素的应用方法：①地塞米松5mg，肌内注射，每12小时1次连续2天；或倍他米松12mg，肌内注射，每天1次连续2天。②羊膜腔内注射地塞米松10mg。羊膜腔内注射地塞米松的方法适用于妊娠合并糖尿病患者。③多胎妊娠则适用地塞米松5mg，肌内注射，每8小时1次连续2天，或倍他米松12mg，肌内注射，每18小时1次连续3次。

（3）糖皮质激素应用注意事项及副作用有孕妇血糖升高及降低母、儿免疫力。目前一般情况下，不推荐产前反复、多疗程应用。禁忌证为临床存在宫内感染证据者。

3.应用宫缩抑制剂

应用宫缩抑制剂可争取时间将胎儿在宫内及时转运到有新生儿重症监护室（NICU）设备的医疗机构，并能保证产前糖皮质激素应用。目前无一线用药。所有宫缩抑制剂均有不同程度的副作用而不宜长期应用。

（1）硫酸镁，孕期用药属于 B 类。

1）用法：负荷剂量为 3～5g，半小时内静脉滴注，此后依据宫缩情况以 1～2g/h 速度静脉点滴维持，宫缩抑制后继续维持 4～6h 后可改为 1g/h，宫缩消失后继续点滴 12 小时，同时监测呼吸、心率、尿量、膝腱反射。有条件者监测血镁浓度。血镁浓度 1.5～2.5mmol/L 可抑制宫缩。

2）禁忌证：重症肌无力、肾功能不全、近期心肌梗死史和心肌病史。

3）副作用：①孕妇发热、潮红、头痛、恶心、呕吐、肌无力、低血压、运动反射减弱，严重者呼吸抑制、肺水肿、心跳停止；②胎儿无负荷试验（NST）无反应型增加，胎心率变异减少，基线下降，呼吸运动减少；③新生儿呼吸抑制、低 Apgar 评分、肠蠕动降低、腹胀；④监测指标孕妇尿量、呼吸、心率、膝腱反射，血镁浓度。

备用 10%葡萄糖酸钙 10ml 用于解毒。

（2）β肾上腺素受体激动剂类药物，孕期用药属于 B 类。

1）用法：心率≥140 次/分应停药。

2）绝对禁忌证：心脏病、肝功能异常、子痫前期、产前出血、未控制的糖尿病、心动过速、低血钾、肺动脉高压、甲状腺功能亢进症、绒毛膜羊膜炎。

3）相对禁忌证：糖尿病、偏头痛，偶发心动过速。

4）副作用：①孕妇心动过速、震颤、心悸、心肌缺血、焦虑、气短、头痛、恶心、呕吐、低血钾、高血糖、肺水肿；②胎儿心动过速、心律失常、心肌缺血、高胰岛素血症；③新生儿心动过速、低血糖、低钙、高胆红素血症、低血压、颅内出血。

5）监测指标：心电图、血糖、血钾、心率、血压、肺部情况、用药前后动态监测心绞痛症状及尿量，总液体限制在 2400ml/24h。

（3）硝苯地平，孕期用药属于 C 类。

1）用法：首次负荷量为 30mg 口服或 10mg 舌下含服，20 分钟 1 次，连续 4 次。90 分钟后改为 10～20mg/（4～6）h 口服，或 10mg/（4～6）h 舌下含服，应用不超过 3 天。

2）副作用：血压下降、心悸、胎盘血流减少、胎心率减慢。

3）禁忌证：心脏病、低血压和肾脏病。

（4）吲哚美辛，孕期用药属于 B7D 类。

1）用法：150～300mg/d，首次负荷量为 100～200mg，直肠给药，或 50～100mg 口服，以后 25～50mg/（4～6）h，限于妊娠 32 周前短期内应用。

2）副作用：孕妇主要是消化道反应，恶心呕吐和上腹部不适等，阴道出血时间延长，分娩时出血增加。胎儿如在妊娠 34 周后使用可使动脉导管缩窄、胎儿心脏衰竭和肢体水肿，肾脏血流减少，羊水过少等。

3）禁忌证：消化道溃疡、吲哚美辛过敏者，凝血功能障碍及肝肾疾病患者。

（5）阿托西班（缩宫素受体拮抗剂）在国外临床试验中的用法为短期静脉治疗，首先单次静脉注射 6.75mg 阿托西班，再以 300μg/min 输入 3 小时，继以 100μg/min 输入直至 45 小时。此后开始维持治疗（皮下给予阿托西班 30μg/min）直至孕 36 周。其更广泛应用有待进一步评估。

（6）抗生素的应用并不能延长孕周及降低早产率。①有早产史或其他早产高危因素的孕妇，应结合病情个体化应用。②早产胎膜早破的孕妇建议常规给予口服抗生素预防感染。

（7）胎儿的监测，超声监测能评价胎儿生长发育和估计胎儿体重，包括羊水量和脐动脉血流监测及 NST。

（8）孕妇监测包括生命体征监测，尤其是体温和心率监测常可发现早期感染迹象，定期复查血、尿常规、C 反应蛋白等。

（9）分娩时机的选择：①对于不可避免的早产，应停用一切宫缩抑制剂；②当延长妊娠的风险大于胎儿不成熟的风险时，应选择终止妊娠；③妊娠小于 34 周时根据个体情况决定是否终止妊娠。如有明确的宫内感染则应尽快终止妊娠；④对于≥34 周的患者，有条件者可以顺其自然。

（10）分娩方式的选择应与孕妇及家属进行充分沟通。①有剖宫产史者行剖宫产，但应在估计早产儿有存活可能性的基础上选择实施。②阴道分娩应密切监测胎心，慎用可能抑制胎儿呼吸的镇静剂。第二产程可常规行会阴侧切术。

五、早产胎膜早破

（1）早产胎膜早破（PPROM）定义：妊娠 37 周以前未临产而发生的胎膜破裂。

（2）PPROM 诊断：通过临床表现、病史和简单的试验及辅助检查来进行。①病史。对于 PPROIVI 的诊断有 90%的准确度，不应被忽视。②检查。

（3）宫内感染：诊断有无绒毛膜羊膜炎主要依据临床来判断。PPROM 孕妇入院后应常规进行阴道拭子细菌培养+药敏检测。分娩后胎盘、胎膜和脐带行病理检查，剖宫产术中行宫腔拭子及新生儿耳拭子细菌培养可以帮助确诊，并作为选用抗生素时的参考。

宫内感染的临床指标如下（有以下三项或三项以上即可诊断）：①体温升高≥38℃；②脉搏≥110 次/分；③胎心率>160 次/分或<110 次/分；④血白细胞升高达 $15×10^9/L$ 或有中性粒细胞升高；⑤C 反应蛋白上升；⑥羊水有异味；⑦子宫有压痛。

其中胎心率增快是宫内感染的最早征象。

（4）早产胎膜早破处理药物治疗前需做阴道细菌培养。

①抗生素：作用肯定，可用青霉素类或头孢类抗生素及广谱抗生素如红霉素类。②糖皮质激素：可应用，用法同"早产"。

③宫缩抑制剂：如无宫缩不必应用。如有宫缩且妊娠<34 周，无临床感染征象可以短期应用，并根据各医院条件选择转诊。

④转诊：小于 34 周的孕妇建议在有 NICU 的医疗机构治疗。以宫内转运为宜。在给予基本评价与应急措施后，如短期内无分娩可能，尽早将胎儿在宫内转运到有 NICU 的医疗单位。

⑤终止妊娠：如孕周小，但发现感染应立即终止妊娠。妊娠＞34周，根据条件可不常规保胎。

第二节　胎盘早剥

正常位置的胎盘，在妊娠 20 周以后至胎儿娩出之前的任何时期，从子宫壁部分或全部分离称胎盘早剥。这是一种严重妊娠并发症，发病急、危害大，可引起母体低血容量休克、肾衰、DIC、产后出血。若对其的诊断及处理延误，均可造成母儿死亡。

一、诊断标准

主要根据病史、临床症状及体征，以及伴发的相关妊娠并发症。轻型胎盘早剥临床症状与体征不典型，需仔细观察分析。重型胎盘早剥常具有典型症状与体征，临床诊断多无困难。B 超检查主要在与前置胎盘的鉴别上更有意义。后壁胎盘附着排除诊断时应谨慎。

1.临床分型

（1）隐性型：胎盘剥离后形成胎盘后血肿，无阴道出血。

（2）显性型：胎盘剥离后出血沿胎膜下行经子宫颈口向外流出。

（3）混合型：既有胎盘后血肿，又有外出血。

2.临床表现

胎盘早剥的严重程度与剥离面的大小及剥离部位有关。

（1）显性剥离或外出血型。胎盘剥离面小，出血停止、血液凝固，临床多无症状。如继续出血，血液直接冲开胎盘边缘，并沿着胎膜与子宫壁之间外流，自宫颈流出。

（2）隐性剥离或内出血型。血液在胎盘后形成血肿使剥离面逐渐扩大。当血肿不断增大，胎盘边缘仍然附着在子宫壁上，或胎膜与子宫壁未分离，或胎头固定于骨盆入口，均使胎盘后的血液不能外流而积聚在胎盘与子宫壁之间，此时子宫容积增大，宫底升高。

（3）混合型胎盘后的血肿达到一定程度时血液冲破了胎盘边缘，经宫颈管流出时表现为混合性出血。

（4）子宫胎盘卒中当血液冲破羊膜渗入羊水中，致血性羊水。在隐性出血时，血肿积聚在胎盘及子宫壁之间，由于胎盘后血肿的压力加大，使血液渗入子宫肌层，引起肌纤维的分离、断裂、变性，当血液浸及子宫肌层至浆膜层时，子宫表面呈紫蓝色的瘀斑，在胎盘附着处更明显，此种情况称子宫胎盘卒中。

3.体征

临床表现与体征主要与胎盘剥离面积的大小及出血的严重程度有关。

（1）轻型：以外出血为主。胎盘剥离面＜1/3胎盘面积，多在胎盘边缘部位。主要症状为阴道流血，量较多，色暗红，可有轻微腹痛或无腹痛，无明显贫血征，如在分娩期则产程进展较快。腹部检查：子宫软，压痛不明显或局部有轻压痛，宫缩有间歇，子宫大小与孕周相符，胎位清楚，胎心正常或异常。在轻度胎盘早剥中，产后检查胎盘可见35%胎盘母面有血块压迹。

（2）重型：一内出血为主。胎盘剥离面＞1/3胎盘面积。多伴有严重的妊娠期高血压疾病、慢性高血压等。主要症状为突然发生的持续性腹痛和（或）腰酸、腰痛，疼痛的程度与胎盘后积血的多少有关，积血越多，疼痛越重。严重时可出现恶心、呕吐、面色苍白、出汗、脉细数及血压下降等休克症状，皮肤可见出血点及牙龈出血。可无或有少量阴道出血，或有血性羊水流出。贫血程度与失血量不成比例。腹部检查：子宫张力大，宫缩间歇子宫松弛不完全，重者硬如板状，压痛明显，胎位触诊不清。若胎盘附着在子宫后壁，压痛可不明显。随胎盘后血肿的增大，宫底随之升高，检查子宫大于孕周。因胎盘剥离面积大，胎儿宫内缺氧严重，致胎儿死亡。

4.辅助检查

对可疑胎盘早剥患者，B超可协助诊断。若胎盘后出现血肿，B超图像显示胎盘与子宫壁间出现液性暗区，界限不太清楚。若血肿较大时显示胎盘胎儿面向羊膜腔凸出，若血液流出未形成血肿时，B超则无特异图像，后壁胎盘B超往往显示不清楚，故不能完全依赖B超检查。

5.实验室检查

血、尿常规及凝血功能，主要了解贫血程度及凝血功能有无障碍。重型患者应做 DIC 筛选试验，包括血小板计数、凝血酶原时间、纤维蛋白原测定和血浆鱼精蛋白副凝试验（3P 试验），以及纤溶确诊试验（Fi 试验即 FDP 免疫试验）、凝血酶时间及优球蛋白溶解时间等。还应做相关疾病的病因检查，如肝功能、肾功能、LDH 等。注意动态监测。

二、治疗原则

1.住院治疗

对胎盘早剥者应立即收住院，包括有疑似胎盘早剥者。

（1）严密监测生命体征。

（2）监测子宫体、子宫底变化，包括高度、宫缩、压痛情况。

（3）监测胎儿安危。

（4）B 超监测注意动态监测，重型和紧急情况下不必等待和依赖 B 超检查。

（5）完成和完善实验室检查指标。

（6）依据病史、症状和体征及辅助检查项目尽早做出判断和诊断。

2.纠正休克

（1）立即开放静脉，建立有效静脉通道，补液。

（2）配血，输新鲜血，补充血容量。

（3）根据临床表现和实验室指标补充有关凝血因子。

3.终止妊娠

胎盘早剥一旦诊断，为抢救母亲及胎儿生命，应尽快终止妊娠，减少并发症发生。

4.分娩方式

（1）阴道分娩适合轻型胎盘早剥而患者一般情况好，或经产妇宫口已开大、估计短时间内能迅速结束分娩者。应先行人工破膜以减少子宫内张力，防止胎盘继续剥离及子宫胎盘卒中发生。需要严密监测病情进展或胎心率变化，胎儿状况不良，立即结束阴道试产急行剖宫产。

（2）剖宫产轻型早剥、初产妇胎儿可存活，但不具备短期内阴道分娩的条件；重型早剥胎儿存活，立即行剖宫产术终止妊娠，避免胎儿缺氧和死亡；重型早剥胎儿死亡，但患者状况不良或紧急亦需要考虑行剖宫产。

5.阴道分娩注意要点

（1）继续严密监测各项临床指标。

（2）严密监测产程进展。

（3）严密监测胎儿安危。

（4）母胎任一方出现危险和病情加重应立即停止阴道试产急行剖宫产。

（5）胎儿娩肩后立即给予缩宫剂，并注意持续静脉维持。

（6）胎盘娩出后注意子宫收缩情况，包括缩宫剂和按摩子宫。

（7）注意阴道出血的性状变化，及早发现 DIC。

（8）抗生素预防感染。

6.剖宫产注意要点

（1）防止术中出血，胎儿娩出后，立即给予宫缩剂并注意持续静脉维持。

（2）胎盘娩出后，注意结合子宫按摩，促进子宫收缩。

（3）术中和术后都需注意实验室指标动态监测，包括血小板、纤维蛋白原等。

（4）存在子宫胎盘卒中时，更要注意应用缩宫剂、子宫按摩、热盐水纱垫湿敷子宫等措施。子宫胎盘卒中，不是子宫切除的指征。可选择的治疗方法还包括局部缝合、捆绑术及子宫动脉结扎等，可选择药物有各种宫缩剂（如缩宫素、米索前列醇、卡前列甲酯等）和凝血活性因子，若仍无好转，最后才考虑子宫切除术。

（5）抗生素预防感染。

7.凝血功能障碍治疗

胎盘早剥持续时间越长，发生凝血功能障碍的概率越高，所以及时终止妊娠是减少 DIC 的重要手段。

（1）输新鲜血：及时、足量输入新鲜血液是补充血容量及凝血因子的有效措施。库存血若超过 4 小时，血小板功能即受破坏，效果差。为纠正血小板减少，有条件可输血小板浓缩液。

（2）输纤维蛋白原：若血纤维蛋白原低，同时伴有活动出血，且血不凝，经输入新鲜血等效果不佳时，可输纤维蛋白原 4g，将纤维蛋白原溶于注射用水 100ml 中静脉滴注。通常给予 4～6g 纤维蛋白原即可收到较好效果。每 4g 纤维蛋白原可提高血纤维蛋白原 1g/L。

（3）输新鲜血浆、新鲜冰冻血浆疗效仅次于新鲜血，尽管缺少红细胞但含有多种凝血因子，一般 1L 新鲜冰冻血浆中含纤维蛋白原 3g，且可将 V、Ⅷ 因子提高到最低有效水平。因此，在无法及时得到新鲜血时，可选用新鲜冰冻血浆作应急措施。

（4）肝素：肝素有较强的抗凝作用，适用于 DIC 高凝阶段及不能直接去除病因者。胎盘早剥患者 DIC 的处理主要是终止妊娠以中断凝血活酶继续进入血内。对于处于凝血障碍的活动性出血阶段，应用肝素可加重出血，故一般不主张应用肝素治疗。

（5）抗纤溶剂：6-氨基己酸等能抑制纤溶系统的活动，若仍有进行性血管内凝血时，用此类药物可加重血管内凝血，故不宜使用。若病因已去除，DIC 处于纤溶亢进阶段，出血不止时则可应用，如 6-基己酸 4～6g、止血环酸 0.25～0.5g 或对羧基苄胺 0.1～0.2g 溶于 5%葡萄糖液 100ml 静脉滴注。

8.预防急性肾衰

（1）在治疗中，注意留置导尿管，监测尿量。

（2）当血容量不足时，尿量少于 30ml/h，需及时补充血容量。

（3）当可疑肾功能衰竭时，每小时尿量则少于 17ml 或表现为无尿，此时应静脉注射呋塞米（速尿）40mg，尿量仍不增加可重复使用，一般在 1～2 日内症状可好转。

（4）若短期内尿量不增多，血尿素氮、肌酐、血钾增高，CO 结合力下降，提示肾功能已严重衰竭，如出现尿毒症应及时抢救孕妇的生命，并进行血液透析。

第三节 异常妊娠

妊娠期少数孕妇早孕反应严重，恶心、呕吐频繁，不能进食，导致营养障碍、水电解质紊乱并威胁孕妇生命时，称为妊娠剧吐。其发生率约为4%。

一、病因

其病因迄今尚不十分清楚。早孕反应的出现和消失恰与孕妇体内人绒毛膜促性腺激素（HCG）值变化相吻合，多胎和葡萄胎孕妇血中HCG值明显升高，发生妊娠剧吐者也显著增加，而在终止妊娠后，症状立即消失，均提示本症与HCG关系密切，但症状轻重不一定和HCG值成正比。有些神经系统功能不稳定、精神紧张的孕妇，妊娠剧吐多见，说明本症也可能与自主神经功能紊乱有关。

二、检查

1.血液检查

查血常规及血细胞比容，了解有无血液浓缩，有条件者可检查全血黏度和血浆黏度。查血清电解质、二氧化碳结合力或血气分析以判断有无电解质紊乱及酸碱平衡失调。肝肾功能检查，包括胆红素、转氨酶、尿素氮、尿酸和肌酐等。

2.尿液检查

测定尿量、尿比重、尿酮体等。

3.心电图检查

此项尤为重要，可及时发现有无低血钾或高血钾所致的心率失常及心肌损害。

三、诊断和鉴别诊断

根据病史和临床表现，诊断并不困难。首先要明确是否为妊娠，并排除葡萄胎、消化系统或神经系统等其他疾病引起的呕吐，如孕妇合并急性病毒性肝炎、胃肠炎、胰腺炎、脑膜炎、尿毒症等，尤其是胃癌、胰腺癌等恶性肿瘤虽属罕见并发症，但一旦漏诊，将贻误患者生命，也应予以考虑。

四、治疗

妊娠剧吐者，应该住院治疗。

（1）禁食 2～3 天，每天静脉滴注葡萄糖液和葡萄糖盐水共 3000ml，但需根据患者体重酌情增减。同时应根据化验结果决定补充电解质和碳酸氢钠溶液的剂量，输液中加入维生素 C 及维生素 B₆。每天尿量至少应达到 1000ml。贫血严重或营养不良者，也可输血或静脉滴注复方氨基酸 250ml。尿酮体阳性者应适当多给予葡萄糖液。在此期间，医护人员对患者的关心、安慰及鼓励是很重要的。

（2）一般经上述治疗 2～3 天后，病情多迅速好转。呕吐停止后，可以少量多次进食及口服多种维生素，同时输液量可逐天递减至停止静脉补液。输液期间及停止补液以后，必须每天查尿酮体，早晚各一次，阳性者恢复原输液量。若效果不佳（包括复发病例），可用氢化可的松 200～300ml 加入 5% 葡萄糖液缓慢静脉滴注（皮质激素在人类应用尚无致畸报告）。同时进行静脉高营养疗法，每 5～7 天监测体重以判断疗效。对于孕周大于 12～14 周的患者可酌情给予止吐药，如甲氧氯普胺（胃复安），10g，tid；或异丙嗪，25mg，tid；或苯海拉明，12.5～25mg，q4～6h，均可缓解恶心和呕吐等症状。甲氧氯普胺可能有嗜睡、头晕和肌张力障碍等不良反应，其余药物无明显副作用且未发现有致畸风险。此外，可试用针灸疗法，在手腕掌侧折痕近端 5cm 处针灸，30 分钟 1 次，每天 3 次，可有效缓解剧吐。

（3）若剧吐后出现青紫窒息，应考虑是否有胃液吸入综合征；若剧吐后出现胸痛、呕血，应考虑是否有 Mallory-Weiss 综合征，即由于剧吐引起的食管和胃交界处黏膜破裂出血，该征必须紧急进行手术治疗。

（4）经上述治疗，若病情不见好转，而出现以下情况，应考虑终止妊娠：①体温升高达 38℃以上，卧床时心率每分钟超过 120 次。②持续性黄疸和（或）蛋白尿，肝、肾功能严重受损。③有多发性神经炎及中枢神经系统病变，经治疗后不见好转。④有颅内或眼底出血，经治疗后不见好转。

第四节　胎膜早破

胎膜早破（premature rupture of membrane，PROM）系指在临产开始前胎膜自然破裂，属于产科妊娠晚期常见并发症。其发生率为7%～12%（孕37周后的胎膜早破为10%，孕37周前为2%～3.5%）。多数胎膜早破发生在足月时，并在24h内多可自然临产。胎膜早破可引起早产、脐带脱垂及母儿感染等并发症，引起的围生儿病死率达10%。

一、病因及发病机制

1.胎膜的生物物理性状改变

由于羊膜组织缺少弹性蛋白，故其韧性主要依赖羊膜中的胶原蛋白来维持。如果体内颗粒性弹性蛋白酶及胰蛋白酶增加，此两种酶对羊膜中胶原蛋白的分解作用增强，使之弹性下降，脆而易破。已有证据显示胎粪污染可使这两种酶活性增加。

2.宫内感染

可由阴道上行感染或全身感染所致。约有66%的胎膜早破都有绒毛膜羊膜炎存在。宫内感染除了能使胎膜合成、释放前列腺素增加刺激产生宫缩外，炎症本身使羊膜水肿、质脆易破。

3.羊膜腔内压力过高

羊水过多、多胎妊娠、子宫肌张力过高可致宫内压力过高而引起胎膜早破；腹部外伤、剧烈持续的咳嗽、体位的突然改变等均可使宫内压力一过性增高而致胎膜破裂。

4.羊膜腔内压力不均

包括胎位异常，如臀位，横位，头盆不称，胎先露高浮不能衔接，使宫内压力不均，前羊膜囊承受压力过大而引起胎膜破裂。

5.性生活、阴道检查

妊娠晚期性生活，除宫颈受冲压外，精液中前列腺素的刺激，感染的诱发均是性生活引起胎膜早破的原因。不规范的阴道检查亦可引起胎膜破裂。

6.宫颈管松弛

可为先天性宫颈管发育不良，也可为前次妊娠分娩或流产导致的创伤，使宫颈功能不全，在妊娠晚期子宫下段形成时宫颈管不能支托先露及羊膜囊，从而引发胎膜破裂。

7.细胞因子升高

例如 IL-1、IL-6、IL-8、TNF-α升高，可激活溶酶体酶，破坏羊膜组织，导致胎膜早破。

8.营养因素

孕妇体内缺乏维生素 C 和微量元素，如铜与锌的缺乏可致使赖氨酸酰化酶活性受限，羊膜内胶原蛋白合成障碍，脆性增加而易破。

二、临床表现及诊断

孕妇多主诉阴道中流出水样液体，可多可少，可持续可间断，可伴有先兆临产或早产的宫缩腹痛。阴道检查时明确是从宫颈口中流出的液体，且用试纸检测示碱性，可确诊。

三、预防

围生期宣教、保健是预防胎膜早破的关键，大多数胎膜早破均是可预防的。妊娠晚期避免性生活，减少过多过重的体力运动，防止外伤，减少不必要的阴道检查。及时治疗局部及全身感染。

四、处理

胎膜早破的处理须根据孕期不同，其处理原则不同，现按不同的时期处理如下。

1.妊娠足月

如果孕期已达 35 周以上，宫内胎儿已基本成熟，应尽早终止妊娠。因胎膜早破时间越长，母婴因感染引起的并发症越多。孕妇应及时入院，予以抗生素预防感染，如对胎儿影响较小的青霉素类、头孢类抗生素。并积极引产，可用缩宫素静脉滴注引产，蓖麻油炒鸡蛋口服及其他足月引产方法。如果 3d 引产无效，或孕妇出现感染征象，应及时剖宫产终止妊娠。

2.妊娠<28 周

由于宫内胎儿太小，围生儿存活率极低，一般无须做进一步保胎处理，应在抗生素预防感染的同时，予以中期引产结束妊娠。

3.妊娠 28～33 周

此期内胎膜早破，宫内胎儿仍较小，出生存活率低，应力争保持到 34 周以后。首先，要应用抗生素预防感染；其次要保胎抑制宫缩，防止过早临产；此外，还须应用糖皮质激素促胎肺成熟。如能保持到 34 周，则按妊娠 34 周后的处理。当然，出现感染征象者，应及时终止妊娠。

4.妊娠 34～35 周

此期胎儿已近足月，但胎儿易不成熟的器官是胎肺，出生后易出现早产儿 RDS，影响围生儿生存率。因此，在此期内胎膜早破者，应在预防感染的同时应用糖皮质激素，在保持外阴清洁的情况下等待 48～72h，大多数能自行临产，否则，须行缩宫素引产，3d 不成功者或出现感染征象时，予以剖宫产。

五、具体措施

1.体位

对于先露未入盆者或臀先露者，孕妇应保持卧位，亦可采取头低足高倾斜 15°平卧位，以防止羊水流出过多及脐带脱垂。

2.宫缩抑制药

（1）沙丁胺醇又称舒喘灵，嗽必妥。属于拟肾上腺素β受体兴奋药类，人工合成的有硫酸舒喘灵和舒喘灵两种片剂，具有兴奋β$_1$和β$_2$受体作用。舒喘灵较硫酸舒喘灵的分子式中少硫酸基，故它对β$_1$受体的兴奋作用较硫酸舒喘灵强，但不良反应亦较其多，不适于产科应用。硫酸舒喘灵具有松弛子宫平滑肌作用，通过作用于β$_2$受体，使细胞膜上的腺苷酸环酶激活，ATP 转化为环磷酸腺苷，调节钠、钾、钙等离子交换，降低钙水平面及肌液蛋白激酶，抑制肌液蛋白磷酸化，松弛子宫平滑肌，从而抑制宫缩。同时，还可松弛血管平滑肌，增加子宫胎盘血流量，改善子宫供氧环境。常用方法：2.4mg 口服，6h1 次，直到妊娠终止。如已有宫缩，可首先应用 4.8mg 口服，6h1 次，直到宫缩缓解后，改为 2.4mg 口服，6h1 次。

（2）硫酸镁：①硫酸镁可通过拮抗钙在肌肉-神经交界处的活性，使乙酰胆碱下降；②硫酸镁可以直接作用于肌细胞，使膜电位降低，肌肉收缩频率和强度减弱。具体方法：25%硫酸镁 10ml 稀释于 10%的葡萄糖液 20ml 中，缓慢静脉注射，作为首次冲击量。此后，用 25%硫酸镁 60ml 溶于 5%的葡萄糖液 1000ml 中，以每小时 1～3g 的速度缓慢静脉滴注，当宫缩被抑制后，继续 2h。治疗中应注意以呼吸、尿量及膝反射或血镁离子浓度作为监测。

（3）利托君：本药是目前公认的静脉滴注保胎首选药，具有较好的抑制宫缩作用，并且不良反应较小，并有促胎肺成熟作用，减少早产儿呼吸窘迫综合征的发生。用法：盐酸利托君 50mg 溶于 5%葡萄糖液 500ml 中静脉滴注，最好有静脉注射微量泵以控制滴注速度。开始速度为 1ml/min，如无效，可每 10min 增加 0.1ml/min，最大滴速不超过 10ml/min。宫缩被抑制后，继续 6h，改为口服，20mg，每日 3 次，连服直到分娩。如出现明显不良反应，包括心率增快至 130/min，收缩压降至 90mmHg（12.0kPa）以下，应减慢滴速或停药。

3.促胎肺成熟

糖皮质激素对于促胎肺成熟有一定作用，常用地塞米松 5mg 肌内注射，每日 2 次，一般用药 3d。

4.感染征象

对于胎膜早破者，应特别注意有无感染征象，否则，将会导致因感染而发生胎死宫内，甚至影响产妇预后。包括：①体温超过 37.5℃；②白细胞计数超过 15×10^9/L，中性粒细胞超过 80%；③脉搏超过 120/min；④胎心率超过 160/min；⑤阴道分泌物呈脓性、有臭味；⑥羊水、血、阴道分泌物培养有细菌生长；⑦C-反应蛋白＞30mg，示有感染存在，是一较敏感的指标，常在症状出现前 24h 就呈现阳性。

5.儿肺成熟度的测定

由于 B 超技术的提高，可通过 B 超了解宫内胎儿大小、胎盘成熟度、羊水量。也可取羊水测 L/S、磷脂酰甘油（PG）、振荡试验或泡沫稳定指数。如胎肺已示成熟，可考虑终止妊娠。

6.胎膜早破的并发症

（1）感染：胎膜破裂时间越长，发生感染的机会越多。胎膜破裂超过 24h 感染的机会将增加 5～10 倍。包括母体感染，如宫内胎膜羊膜炎、子宫肌炎、盆腔炎及全身感染。亦可表现为宫内胎儿感染及出生后的新生儿感染。

（2）脐带脱垂：多见于先露高浮、脐带前置、双胎或胎位异常等。发生率为 0.7%～3.4%。

（3）难产：常引起胎膜早破的一些原因，亦是造成难产的原因，如胎位异常和先露高浮等。当然，胎膜早破羊水流失过多，也可影响产程进展、宫口扩张。

（4）产后出血：出血与胎膜破裂时间较长致宫内感染有关。发生率为 3.1%～8.9%，

（5）早产：是胎膜早破最常见的并发症，早产中有 1/3 为胎膜早破引起的。

（6）胎儿宫内窘迫：可能因羊水流失过多，宫内环境不良，或为宫内感染所致。此外，与产程中子宫直接压迫胎儿有关。

（7）新生儿窒息：胎肺发育不良，宫内已有胎儿窘迫存在，或有宫内感染，均是造成新生儿窒息的原因。

第五节　产力异常性难产

一、概述

分娩（delivery）指妊娠满 28 周（196 日）及以上，胎儿及其附属物从临产开始到全部从母体娩出的过程。影响分娩的主要因素为产力、产道、胎儿及精神心理因素，这些因素在分娩过程中相互影响。任何一个或一个以上的因素发生异常以及四个因素间相互不能适应，而使分娩进展受到阻碍，称为异常分娩（abnormal labor），又称难产（dystocia）。产妇的精神心理因素能够影响机体内部的平衡、适应力和健康，使产力、产道和胎儿三个方面发生异常而导致难产的发生，所以在传统的意义上还是将难产分为：产力异常引起的难产、产道异常引起的难产、胎位异常引起的难产和胎儿发育异常引起的难产。产力是指将

胎儿及其附属物从子宫腔内排出体外的力量。产力包括子宫收缩力、腹压和提肛肌的收缩。其中子宫收缩力贯穿分娩全过程，在分娩过程中，子宫收缩的节律性、对称性及极性不正常或强度、频率有改变，称为子宫收缩力异常，简称产力异常（abnormal uterine action）。子宫收缩力异常临床上分为子宫收缩乏力（简称宫缩乏力）和子宫收缩过强（简称宫缩过强）两类，每类又分为协调性子宫收缩和不协调性子宫收缩。

二、病因

产力是一种肌肉活动，其中最重要的是子宫肌活动，现代妇产科分娩动因方面研究显示子宫肌活动的调节包括神经调节、激素及受体的调节、旁分泌与自身分泌因子的调节、机械性调节、代谢性调节和子宫平滑肌细胞膜离子通道对子宫收缩的调节。因此，产力异常的原因归纳为以下三方面。

（一）子宫肌源性

（1）子宫肌壁过度膨胀，使子宫肌纤维过度伸长而收缩能力减弱，如多胎妊娠、羊水过多、巨大儿等。

（2）子宫结构异常，如子宫畸形（双子宫、单角子宫等）造成宫缩不协调；子宫发育不良、幼稚性子宫则因肌纤维、神经分布异常，肌肉数目少、弹性差，容易引起子宫收缩乏力；而子宫肌瘤因肌核的存在，可直接影响子宫的收缩力量及阻断子宫收缩波的扩展。

（3）多产妇曾患过子宫感染，使子宫肌壁发生纤维变性，因而不能推动正常收缩功能，致使产力异常。

（4）绒毛膜羊膜炎，感染本身在异常子宫活动的产生中扮演重要角色。Satin（1992）在 266 例妊娠妇女研究中显示约 40%需要缩宫素刺激宫缩的妇女发生绒毛膜羊膜炎。

（二）神经源性

子宫受交感神经和副交感神经的支配。交感神经使子宫肌兴奋，促进子宫肌和子宫血管收缩；副交感神经则抑制，并使子宫血管扩张。

1.精神因素

宫缩乏力多发生于初产妇，尤其高龄初产，对正常分娩活动缺乏理解，思想有顾虑或恐惧，临产后精神过度紧张，致使大脑皮层抑制，从而影响子宫正常收缩。此外，对疼痛耐受力差、睡眠减少等，同样可导致宫缩乏力。

2.头盆不称和胎儿位置异常

先露部不能紧贴子宫下段和宫颈，不能刺激子宫阴道神经丛而引起有力的反射性子宫收缩，导致继发性宫缩乏力。一般多见于头盆不称、先露部浮动、臀先露、横位、前置胎盘等（膀胱长时间胀满也可致宫缩乏力）。

3.药物影响

临产后使用大剂量镇静剂、镇痛剂及麻醉药，如吗啡、氯丙嗪、硫酸镁、苯巴比妥钠等，从而使宫缩受到抑制。

（三）激素及电解质

影响子宫收缩和舒张功能的激素很多，大致可分三类：兴奋性激素、抑制性激素和具双重作用的激素。①兴奋性的激素有前列腺素、缩宫素和内皮素等；②抑制性激素有黄体酮、松弛素、β-内啡肽和甲状旁腺相关蛋白等；③双重作用的激素有雌激素、胎盘促肾上腺皮质激素释放激素等。钙离子通道的激活是子宫收缩的必要条件，很多调节子宫收缩或舒张的物质就是通过这条途径对子宫活动进行调节的。

1.体质与内分泌失调

产妇合并有急慢性疾病，体弱，身体过于肥胖或瘦小，妊娠晚期产妇体内雌激素、缩宫素、前列腺素、乙酰胆碱不足，或孕激素水平下降缓慢，以及子宫对乙酰胆碱敏感性减低等，均可影响子宫肌肉的兴奋域而影响子宫收缩。

2.电解质及代谢紊乱

电解质浓度如钾、钠、钙、镁等异常，可影响子宫肌肉的兴奋域，从而影响收缩功能。滞产后引起的电解质、蛋白质及酶类的新陈代谢障碍可加重子宫收缩乏力。

三、临床表现及诊断

（一）产程异常

产程（labor）是一个动态过程。其特征是宫缩频率和强度逐渐增加，持续时间逐渐延长，使得宫颈逐渐展平，宫口进行性扩张，胎头沿产道不断下降。Friedman 在其有关分娩的论文中指出：除宫颈扩张和胎头下降，似乎没有哪种临产特征对监测产程有用。因此正常分娩产程的划分最常引用的定义来自其研究资料，使用检查宫颈扩张和先露下降的方法估计产程进展。可见，产程异常既是难产的临床表现也是难产的结果，更是难产重要的诊断依据。

1.临产的诊断

临产（inlabor）开始的标志为规律且逐渐增强的子宫收缩，持续 30 秒或 30 秒以上，间歇 5～6 分钟（每 10 分钟 1～2 次），并伴随进行性宫颈管消失、宫口扩张和胎先露部下降。临产的诊断非常关键，错误的诊断可导致无根据的、危险的干预。

2.宫缩乏力导致的产程异常

（1）潜伏期延长：从临产规律宫缩开始至宫口扩张 3cm 称为潜伏期。初产妇潜伏期正常约需 8 小时，最大时限 16 小时，超过 16 小时（经产妇 14 小时）称为潜伏期延长。

（2）活跃期延长：从宫口扩张 3cm 开始至宫口开全为活跃期。初产妇活跃期正常约需 4 小时，最大时限 8 小时，若超过 8 小时，而宫口扩张速度初产妇<1.2cm/h，经产妇<1.5cm/h，称为活跃期延长。

（3）活跃期停滞：进入活跃期后，宫口不再扩张 2 小时以上，称为活跃期停滞。世界卫生组织为发展中国家设计的产程图标准为潜伏期不超过 8 小时，活跃期宫颈扩张速度不低于 1cm/h，并建议设立警戒线和处理线。

（4）第二产程延长：第二产程初产妇超过 2 小时、经产妇超过 1 小时尚未分娩，称为第二产程延长。硬膜外麻醉，使得大多数孕妇第二产程延长，这一数据表明当局部麻醉时，第二产程允许多加 1 小时，这一报道也影响了 1995 年美国妇产科学会（1995）修改先前有关第二产程持续时间的规定，在硬膜外麻醉时其上限均可额外增加 1 小时。最近研究表明第二产程超出这些时间限制时并不对新生儿的预后产生不利影响，但是经阴道分娩的可能性却降低。

（5）第二产程停滞：第二产程达 1 小时胎头下降无进展，称为第二产程停滞。

（6）胎头下降延缓：活跃期晚期及第二产程，胎头下降速度初产妇＜1.0cm/h，经产妇＜2.0cm/h，称为胎头下降延缓。

（7）胎头下降停滞：活跃期晚期胎头停留在原处不下降达 1 小时以上，称为胎头下降停滞。

（8）滞产：总产程超过 24 小时。

3.宫缩过强导致的产程异常

急产：宫口扩张速度＞5cm/h（初产妇）或 10cm/h（经产妇）。总产程＜3h 结束分娩。

（二）宫缩异常

产力异常性难产除表现出难产的特点外，最重要的表现是出现异常的产力，产力包括宫缩力及腹压（包括肛提肌的收缩）两部分，宫缩力主要促进子宫颈口开大及胎头下降，其作用贯穿分娩全过程。而腹压和肛提肌的收缩则主要帮助胎儿娩出，所以又称辅力。因此，宫缩异常是产力异常性难产诊断的重要依据。

1.监测宫缩的方法

（1）宫缩疼痛感觉：正常临产时子宫收缩疼痛是因为子宫收缩牵伸子宫颈和产道。每次子宫收缩的疼痛感觉比临床上所触知的子宫收缩时间要短，实际上，每次子宫收缩患者疼痛只有 30 秒，而临床上触摸子宫收缩约为 70 秒。

（2）触摸宫缩：子宫收缩开始的 0～2.67kPa（0～20mmHg）是不痛的，也不能在腹部摸到，所触摸到子宫收缩仅 70 秒，短于真正的 200 秒（测量羊水压力所记录的子宫收缩是 200 秒），而感觉痛时羊水压力在 2.67～6.67kPa（20～50mmHg）时只有 30 秒。当子宫收缩的强度未达 5.33kPa（40mmHg），宫壁很容易被手指压下去，如超过 5.33kPa（40mmHg）时，宫壁变得很硬，手指就压不下去了。

（3）内测法：常用的是开口导管法，此法有利于科研工作，不便于普及应用，其缺点是应用时需在破膜后，无菌技术要求较高，且在胎先露入盆后导管不便插入，勉强插入会影响效果。导管本身还可被胎脂、血液及黏液等阻塞，需反复用生理盐水冲掉，故使用不便。与导管法相似的有囊球法及压力传感法。这些方法的共同点是操作麻烦，无菌要求高，不便使用。此外还有胎盘早剥、子宫穿孔等风险，国内尚未普及，国外内测法建议用于子宫收缩触诊困难，如肥胖患者；不能确定是否需要适当增加子宫收缩力（如静脉滴注催产素）来促进产程进展的；分娩数据用于科研。美国妇产科学会（1995）同时建议，应该达到以下的标准，才能在第一产程诊断为产程停滞：①潜伏期已经结束，宫颈已经扩张至4cm或以上；②10分钟内宫缩达200Montevideo单位（内测法）或以上，且已经持续2小时，但宫颈没有变化。

（4）外测法：这是由腹壁外面间接测定宫缩压力的方法，用一特制的压力传感器作为宫缩压力探头，将其缚在产妇腹壁，宫缩时子宫凸起，腹壁随之凸起变硬，对探头产生压力，使探头传感器件发生位移而检测出表示压力大小的电信号，通过仪器显示并记录下来，也就是我们平时使用的电子胎心监护仪的宫缩探头。外测法所检出的数值是相对宫缩压，不能得到真实的压力值。但它也能反映出宫缩变化的情况，如宫缩周期，持续时间及压力变化的趋势等。此法因操作简便、无损伤、不需无菌等，故被广泛使用。外监护宫缩曲线没有内监护曲线圆滑，因影响腹壁压力的各因素，如产妇呼吸及胎动等均被记录下来，故使曲线波动较大。

2.宫缩强弱的诊断标准

（1）宫缩乏力：宫缩持续时间短，间歇时间长且不规则，宫缩<2次/10min，子宫收缩力弱，宫腔内压<2kPa，宫缩高峰时宫体隆起不明显，以手指按压宫底部肌壁仍可出现凹陷。

（2）宫缩过强：子宫收缩过频（5～6次/10min），收缩力过强（持续时间超过60s）。

（3）分娩各期的宫缩强度、宫缩周期及持续时间诊断标准：由于国内对宫缩强度、宫缩持续时间的各种宫缩监护方法缺乏明确的诊断标准。

3.外测法宫缩异常的类型特点

由于宫缩疼痛和触摸宫缩的不准确性以及内测法使用尚未普及，现重点介绍外测法宫缩异常的特点。

异常宫缩波形：原发性宫缩乏力宫缩曲线可表现为振幅小而不规则，或宫缩周期延长，多见于宫颈管未成熟、胎头高浮、双胎及羊水过多等,在应用药物引产时也可见此类图形。

继发性宫缩乏力产程开始宫缩良好,经过数小时,宫口开大3~4cm后,宫缩逐渐变弱,直至消失,大多是由于胎头高浮、头盆不称、骨盆狭窄及胎头旋转异常所致。

宫缩过强表现宫缩压力大,且时有双峰出现,产程较短或发生急产,多由产道异常或胎儿因素所致。

强直性宫缩是指一次宫缩持续时间超过2分钟,多数发生于药物引产或乳房按摩的初期,在产程进展中,如胎先露阻力大,也可以发生这种宫缩。

高张性子宫收缩监护图表现为无明显宫缩峰,宫缩曲线也不能完全降为零点,是由于精神紧张或产道异常引起,应注意与胎盘早剥或先兆子宫破裂相鉴别。

(三)各类型宫缩异常的其他临床表现

产力异常性难产除以上产程异常和宫缩异常外还伴有以下临床表现,其诊断思路如下。

1.病史要点

(1)宫缩乏力常见原因:存在头盆不称或胎位异常;子宫壁过度膨胀、子宫发育不良、子宫畸形等子宫因素;精神因素;内分泌失调因素;镇静剂等药物影响。

(2)协调性宫缩乏力属继发性,临产早期正常,在第一产程活跃期后期或第二产程时宫缩减弱,对胎儿影响不大。

(3)不协调性宫缩乏力多属原发性,为无效宫缩。产妇的自觉症状和主诉明显,如下腹部持续疼痛、拒按、烦躁不安、尿潴留等,可导致胎儿宫内窘迫。

(4)协调性宫缩过强多见于经产妇。如产道无阻力,常表现为急产。

(5)强直性子宫收缩必有外在因素。产妇因持续性腹痛表现为痛苦、烦躁不安。

(6)子宫痉挛性狭窄环也多有外在因素。产妇出现持续性腹痛,烦躁不安;产程表现常有产力好、产道无狭窄、头盆相称,却产程进展缓慢现象;第三产程常出现胎盘嵌顿。

2.查体要点

(1)当协调性宫缩乏力在宫缩高峰时,宫体隆起不明显,用手指压宫底下肌壁仍可出现凹陷。

（2）不协调性宫缩乏力在部分表现为宫底部不强，而是子宫下段强，于间歇期子宫壁不完全放松，下部有压痛，胎心率不规则，宫口不能如期扩张，先露下降受阻。

（3）协调性宫缩过强的产妇宫口扩张迅速，若存在产道梗阻或瘢痕子宫，可发生病理性缩复环或子宫破裂，腹部触诊，宫体呈痉挛状态，子宫下段有明显压痛，在下腹耻骨联合上 10cm 至脐部之间可触及此环，呈一环形凹陷，并逐渐上移，腹壁薄者可以看得到。

（4）强直性子宫收缩的宫缩间歇短或无间歇，常不易查清胎位，胎心常听不清。若合并产道梗阻，可出现病理性缩复环、血尿等先兆子宫破裂征象。

（5）子宫痉挛性狭窄环：此狭窄环不随宫缩上升，腹部检查很难发现此环，手取胎盘时卡在宫颈内口触及此环。

四、治疗

出现产程异常或者产力异常，无论是原发性还是继发性，首先应寻找原因，检查有无头盆不称与胎位异常，阴道检查了解宫颈扩张和胎先露部下降情况。不管何种产力异常，若发现有头盆不称，为梗阻性原因，估计不能阴道分娩者，应及时行剖宫产术。若判断无头盆不称和胎位异常，估计能经阴道分娩者，则应按照以上的临床表现和诊断要点针对产力异常不同的分类采取相应的措施。原则上，协调性宫缩乏力以加强宫缩为主；不协调性宫缩乏力首先应该阻断不协调宫缩；协调性宫缩过强要提前做好接产准备，保护软产道及新生儿，预防产后出血；不协调性宫缩过强要注意抑制宫缩。

（一）一般治疗及心理指导治疗

对精神过度紧张者进行心理辅导，消除产妇对分娩的顾虑和恐惧，产时施行 Doula 陪伴分娩、水针减痛、分娩球、专医专护一对一的产时全程陪产等服务。第一产程，消除产妇精神紧张，可以活动者适当活动，鼓励多进食，注意营养与水分的补充。自然排尿困难者，先行诱导法，无效时及时导尿，便秘者适当使用缓泻剂排空直肠大便。

（二）药物治疗

1.营养及水、电解质、酸碱平衡药物

（1）不能进食者静脉补充营养，静脉滴注 10%葡萄糖注射液 500～1000ml 内加维生素

C 2g。

（2）伴有酸中毒时应补充 5%碳酸氢钠 100～200ml。

（3）低钾血症时应给予氯化钾缓慢静脉滴注。

（4）已破膜达 12 小时者应给予抗生素预防感染。

2.镇静、镇痛药物

（1）产妇过度疲劳或出现不协调性宫缩乏力、子宫痉挛性狭窄环时，可缓慢静脉注射地西泮 10mg 或哌替啶 100mg 肌内注射，以镇静放松，有利于恢复体力，使不协调性宫缩得到纠正，若不协调性宫缩已被控制，但宫缩仍弱，可给予宫缩素加强宫缩。

（2）地西泮能使宫颈平滑肌松弛，软化宫颈，促进宫口扩张，尤其适用于宫口扩张缓慢及宫颈水肿时，间隔 4～6h 可重复应用，与缩宫素联合应用效果更佳。但在分娩前 15h内应用地西泮 30mg 以上，尤其是肌内或静脉注射，可使新生儿窒息、肌张力减退、低温、厌食、对冷刺激反应微弱并抑制代谢，因此，注意使用量不宜过大。

（3）宫缩抑制剂的使用：对于不协调性宫缩过强可给予宫缩抑制剂，如 25%硫酸镁 20ml加入 5%葡萄糖 20ml 内缓慢静脉注射（不少于 5 分钟），或用羟苄羟麻黄碱（盐酸利托君）100mg 加入 5%葡萄糖液 500ml 静脉滴注，目的是减缓子宫收缩，放松子宫张力。

3.缩宫（催产）素

（1）指征

破膜 6 小时未临产或经阴检证实无头盆不称，不存在不能经阴道产的异常先露，疑有协调性宫缩乏力引起的潜伏期或活跃期获第二产程延长、胎头下降缓慢、活跃期或第二产程停滞和胎头下降停滞者均可用之催产。

（2）禁忌证

骨盆狭窄或头盆不称；需选择性剖宫产分娩的异常胎位（如臀位及横位等）；子宫过度膨胀（如多胎妊娠、巨大胎儿，或羊水过多）而使子宫容积减少之前；妊娠合并严重心血管异常、心肺功能不良、血液病（如高血压、心脏病、严重的血小板减少性紫癜等）；胎盘早剥或胎盘边缘超过子宫内口；畸形子宫或瘢痕子宫妊娠（如双角子宫妊娠、子宫肌瘤剥除术或剖宫产术后妊娠）；高位广泛的严重阴道狭窄；广泛的大面积阴道尖锐湿疣；宫颈癌；影响胎先露入盆的子宫下段及宫颈的较大肌瘤和活动期的生殖器疱疹；严重的宫内感染或妊娠高血压疾病病情尚未稳定；严重胎盘功能减退或胎儿窘迫；子宫不协调收缩所致产程延长；对缩宫素过敏者；多次分娩史（6次以上）的产妇也应尽量避免使用缩宫素，否则易导致子宫破裂。

（3）使用常规及注意事项

静脉滴注5%葡萄糖液500ml调节至8滴/min，然后加入催产素（2.5U）摇匀，排出滴管中首部分的15ml液体后滴入催产素。在由专人直接监护其胎心率、宫缩及宫口开大情况下，间歇15～30min增加催产素4滴/min（刚开始使用催产素须行OCT试验者按照OCT试验操作常规调速）。宫缩调节[宫缩持续时间（秒）/宫缩间期（分）]：潜伏期（宫口开大<3cm）25～35/5～6；活跃期早期（宫口开大<5cm）36～46/3～4；活跃期晚期（宫口开大5～10cm)46～60/1～2。初次用催产素必须十分小心并严密监测，特别在开始的40min，一旦发生过度反应（10min内有5次以上的宫缩或15分钟内有超过7次；或宫缩持续时间达60～90s），必须立即中止滴入催产素，除个别出现过敏反应者须同时进行抗过敏处理外，停药后期血浆浓度将会迅速下降（催产素半衰期一般为1～6min）。如人工破膜后加滴催产素应在破膜后2～6h未临产才用该药。对于怀疑为假临产或不协调性宫缩乏力均不应使用催产素，可在使用镇静剂（如地西泮或哌替啶）抑制假临产或恢复协调的子宫收缩后再考虑使用催产素。对于羊水过少、胎儿生长受限或怀疑胎盘功能减退的情况使用催产素行OCT试验须慎重，向家属交代清楚使用风险（特别是强调胎儿窘迫可能），如足月宜尽快行人工破膜观察羊水情况.结果一切正常后在严密监护下使用。遇有子宫收缩乏力，注药时间不宜超过6～8h。

（三）手术治疗

1.人工破膜

（1）适应证

潜伏期或活跃期延长或进展缓慢，正常产程进入活跃期，宫口开大3～5cm，胎膜未破且张力大者；疑有胎儿宫内窘迫或相对头盆不称或决定分娩方式之前需要了解羊水性状者。国外主张如有胎儿情况危险，需要内置监护仪行宫内情况评估者也是人工破膜的适应证。

（2）禁忌证

头盆不称、产道梗阻、胎位不正、脐带先露。

（3）操作方法及注意事项

破膜最好用鼠齿钳或一次性破膜器，要在严格消毒下进行，破膜前要先听胎心，检查有无头盆不称，排除脐带先露，如有宫缩，应在宫缩间歇期进行人工破膜。

破膜后术者手应停留在阴道内，经过1～2次宫缩待胎头入盆后，术者再将手取出。破膜后要注意检查有无脐带脱垂，要注意听胎心。羊水过多者破膜前可先经腹壁羊膜腔穿刺放液，或用长针头做高位破膜，使羊水缓慢流出，防止脐带脱垂或胎盘早剥。如胎膜破口较大，羊水流出过快，可用拳头置于阴道或堵塞阴道口，尽量减慢羊水流速。国外主张在破膜时助手轻按宫底，并于耻骨联合上方按压体部可减少脐带脱垂的危险。

2.阴道助产

进入第二产程，如胎头双顶径已通过坐骨棘平面，可等待自然分娩；若出现第二产程延长，则可行阴道助产。包括胎头负压吸引术和产钳术。

（1）适应证

第二产程延长，初产妇宫口开全已达2小时，经产妇宫口开全已达1小时，无明显头盆不称，胎头已较低者；胎头位置不正；母亲有内科疾病需缩短产程者；剖宫产史或子宫有瘢痕者；胎儿窘迫。

（2）禁忌证

胎膜未破，宫口未开全；胎头未衔接，明显的头盆不称。胎头双顶径未达坐骨棘水平，胎先露在+2以上；严重的胎儿畸形；死胎；异常胎位。

胎头负压吸引术不适用于臀位、颜面位、额位等其他异常胎位，早产儿不宜行胎头负压吸引术（通常孕周＜34周，脑室内出血的危险性大）。

不适用产钳的胎位有颏先露、额先露、高直位以及明显的不均倾位。

3.剖宫产术

若胎头未衔接、头盆不称或伴有胎儿窘迫征象，应行剖宫产。当对产程进展不良的干预无效时，亦应考虑行剖宫产术。如宫口开全时间大于 2 小时且胎头颅骨最低点未达 S=0 者应行剖宫产。宫口开全，胎心率正常，出现宫缩乏力者，经催产素催产半小时后胎先露骨质部分＜+3cm 或胎头位置异常难于转到助产手术所需位置者也应行剖宫产，尽量避免第二产程延长，不要发生滞产。

第六章 康复治疗技术

第一节 体位转移技术

体位转移是指人体从一种姿势转移到另外一种姿势的过程，或从一个地方转移到另外一个地方的过程。体位转移一般包括床上转移、卧坐转移、坐位下的转移和坐站转移等。

依据转移时力量的来源，体位转移可分为主动转移、辅助转移和被动转移三大类。主动转移是指患者独自完成、不需他人帮助的转移方法；辅助转移是指由治疗师或其他人员协助的转移方法；被动转移是指患者因瘫痪程度较重而不能对抗重力完成独立转移及辅助转移时，完全由外力将患者整个抬起从一个地方转移到另一个地方的转移方法。体位转移技术是物理治疗师的基本功，本节重点介绍在他人帮助下如何完成被动体位转移。

一、主动转移技术

（一）主动转移基本原则

1.等高原则

水平转移时，相互转移的两个平面之间的高度应尽可能相等，尤其对四肢瘫痪的患者。

2.稳定原则

相互转移的两个平面的物体应稳定。轮椅转移时必须先制动，活动床转移时应先锁住床的脚轮，椅子转移时应将其置于最稳定的位置。

3.靠近原则

相互转移的两个平面应尽可能靠近。若两者之间有距离，可使用转移滑板。

4.硬度原则

床垫和椅面应有一定的硬度。一般越硬越利于转移。

5.利用体重原则

应当教会患者利用体重转移。如利用倾斜力、翻滚力、摆动惯性等以增加起身的动量。

6.把握时机原则

患者学习独立转移的时机要适当。太早容易失败使患者失去信心，太晚则因依赖而失去兴趣。

7.安全容易原则

当有多种转移方法可供选择时，以最安全、最容易的方法为首选。例如，患者应尽量避免被家具或轮椅大轮、脚踏板碰伤肢体或臀部。在轮椅和床之间转移时，靠床一侧的扶手要拆下，轮椅脚踏板要向侧边移开或拆除，否则可能会碰到患者踝部，导致皮肤擦伤。

（二）床上转移活动

脑、脊髓及肌骨系统损伤患者的床上转移活动，包括床上翻身、床上移动及坐卧转移等活动。

（三）两椅间坐位转移活动

在坐位下进行椅-椅之间转移时，不需要患者站起来。对于使用轮椅的截瘫患者，掌握了这些基本技术后，可以完成轮椅到床、座厕、地面、浴盆等处的转移，大大提高了生活的独立性与活动空间。为了叙述的方便及便于理解，下面将患者正在坐的椅子称为第一张椅子，将要转移过去的椅子称为第二张椅子，常用的有下述几种方法。

1.成角转移

两椅前缘之间夹角30°～45°，若是轮椅，需要拆除两轮椅间的扶手。步骤如下：①患者向椅前移动，并将双足放好。②靠近第二张椅子的扶手后握着第二张椅子最远侧或者扶手，另一只手握着第一张椅子。若两腿不能站立，在转移前，把两腿移到到第二张椅子前。③患者用两手撑起身体（腿可以辅助）将臀部摆到第二张椅子上面。④两手握着第二张椅子扶手，两脚进行适当调整至舒适的位置。

2.侧方转移

两椅并排放，如果使用轮椅，两轮椅之间的扶手要拆除。步骤如下：①患者身体向第二张椅子侧斜，握着该座位的远侧扶手或座位边缘，另一只手握着第一把椅子扶手；②患者将臀部从第一把椅子横过到第二把椅子上；③调整两脚姿势慢慢坐下。

3.滑板转移

此方法适用于两椅高度不同，或两椅间有一定距离。步骤如下：①两椅并排放着，如果使用轮椅，两椅间扶手应去掉；②滑板放在两椅间，患者坐在其中一端；③将滑板和椅子固定住，患者横过滑板；④移到第二把椅子后，调整两腿，然后去掉滑板。

4.错车式转移

两椅面相对，第一把椅子略偏左（或右）侧，如果使用轮椅，应将脚踏板拉向旁边或卸掉。步骤如下：①患者向椅子左（或右）侧迈双腿，使两椅尽可能靠在一起；②患者向椅前移，将左（或右）手放在第一把椅子扶手上，右（或左）手放在第二把椅子座位后面；③两手向下用力抬起臀部，然后摆过来坐到第二把椅子上，把第一把椅子搬走（如果是轮椅，可将其推开），调整两脚及臀部，使其处于舒服位置。

（四）床-椅转移技术及方法

上述椅-椅转移技术同样适用于床边到轮椅的转移，对偏瘫患者，已足够使用，但对于那些双下肢不能支撑地面的截瘫患者，完成这种床-椅转移有一定困难，需要用前向转移方法，步骤如下：①轮椅放置于床边，膝能接触到床边时，锁住车闸；②患者头、躯干前屈，为防止跌倒，用一手钩住扶手，另一手放在同侧下肢膝下，将该下肢抬起放在床上，用同样方法，更换另一侧，将另侧下肢抬起放到床上；③将脚踏板搬开或卸掉，打开车闸与床边对接，再锁住车闸，两手握住扶手，头、躯干后倾，撑起将身体移至床上；④两手移至床上，整理坐姿或躺至床上。

二、被动转移技术与方法

功能障碍比较重，不能进行主动转移的患者，通常需要他人扶抱才能完成转移活动，称为被动转移或扶抱转移。

（一）扶抱的原则及必要准备

1.基本原则

①扶抱者应分腿站稳；②利用下肢肌肉来承担重量，避免只用腰背力来扶抱患者；③

身体循着扶抱方向移动；④扶抱中保持患者身体两边对称。

2.扶抱前的准备

①先要计划移动方向和方法；②预备足够的空间，使扶抱过程得以安全地进行；③若要由床移往椅或由椅移往轮椅，要先将椅或轮椅放在适当的位置，以缩短距离及减少转换方向；④对坐轮椅或在活动床上的患者要锁上轮椅或活动床，拆去阻碍移位的扶手及脚踏板；⑤倘若扶抱过程需要两位或多位扶抱者，则每一位都必须清楚地了解整个程序。开始时，由其中一位喊口号，如"一、二、三、起"，然后同时把患者扶起。

3.扶抱时的注意事项

①扶抱者在扶抱前需要了解患者的体形、体重；②患者的瘫痪程度，如果患者具有一定的能力，则应告诉患者尽力维持姿势平衡；③扶抱者本身的能力，并能认识到在某种情况下需要其他助手；④在进行扶抱前，应做自我介绍并向被扶抱者解释清楚目的和扶抱程序；⑤留意突然或不正常行动，如卒中患者的不随意动作。

（二）常用扶抱技术与方法

1.床边坐起与躺下

患者侧卧位（健侧、患侧均可）两膝屈曲。扶抱者先将患者双腿放于床边，然后一手托着肩部，另一手接着患者位于上方的股骨大转子或骨盆，让患者向上侧屈头部，扶抱者抬起下方的肩部，以骨盆为枢纽转移成坐位，在转移过程中，鼓励患者用健侧上肢支撑。此法用于偏瘫及下肢骨折患者。对于截瘫患者，扶抱者可面对患者，扶抱两肩部拉起成坐位。

2.坐位间转移

常用以下方法。

（1）骨盆扶抱法：①患者坐在椅子前边，身体稍前倾，两足分开，健侧脚稍后放置。②扶抱者面对患者，一膝顶着患者前面的膝使之不会倾倒，另一足适当分开放置以保持稳定。③扶抱者屈曲双膝，下蹲，腰背挺直，双臂置于患者双臀下，双手置于患者双髋下。如果扶抱者双手不够长，可把一手置于髋下，另一手抓住患者腰部的衣裤和腰带。④扶抱者让患者在口令下同时站起，然后帮助患者把髋部摆向另一个位置。

（2）前臂扶抱法：①如前所述患者做好站立的准备；②扶抱者站在患者前面，顶住患者一侧膝部，腰背伸直同时抬起双臂，患者双手置于扶抱者肘上，而扶抱者把双前臂置于患者前臂下，双手置于患者肘下扶住患者；③嘱患者屈肘并听从扶抱者口令一起站起，同样地如果要从一个坐位转移至另一个坐位，扶抱者帮助患者在坐下前摆动双髋到另一个坐位。

（3）臂链扶抱法：①如前所述患者做好站立的准备工作；②扶抱者站立在患者一侧（这里以站在患侧为例）：如前所述，扶抱者用膝顶着患者的膝，让患者把双手置于扶手上（可能的话），然后一手穿过患者较近侧的腋窝下，手置于患者肩胛上，另一只手稳定患者的骨盆或置于髋下帮助患者准备站起；③听扶拖者的口令一起站立。

（4）肩胛后扶抱法：①患者坐在椅子的前沿，双肘前伸，双手合在一起放在双膝之间，受累侧拇指置于最上边；②扶抱者面对患者顶住患者一侧膝部，双手置于患者肩后，双手掌置于患者肩胛骨上；③听扶抱者的口令一起站立。使用这种方法，扶抱者牵拉患者患侧肩胛骨，可以达到减轻痉挛的作用。

3.双人帮助站立技术

两位帮助者分别站在患者两侧，每人以臂绕过患者背后支撑，另一臂在患者屈曲的肘部、前臂和手掌下扶住；患者两脚向前触地，身体微向前倾，在两个人帮助下站起。

三、抬起技术与方法

在转移过程中，患者的瘫痪程度不能对抗重力，需在帮助下转移时，扶抱者必须把患者整个抬起从一个地方转移到另一个地方。

（一）抬起前准备

1.扶抱者准备

需要2个或以上人员帮助转移时，必须指定一个人发口令，以保持相互之间的协调。抬起患者前，两位扶抱者两手腕应相互握住，组成抬起杠杆。常用的握腕法有单腕握、双腕握、指握、双手握持等方法。

2.患者准备

首先应放松精神，对扶抱者有信心，抬起时向前看，不要看地板或扶抱者。如果病情允许，在抬起时全力保持自己身体的位置。

（二）常用抬起法

1.标准式或椅式抬起法

这种扶抱法的优点是在整个过程中可观察到患者的表情和反应；对胸部和上肢疼痛的患者特别适用。两位扶抱者面对面站立，尽量靠近患者，双脚前后分开，前脚向着预定移动方向，屈膝半蹲，保持腰背挺直及抬起头部。一手扶着患者背部下端，另一手腕握，承托着大腿靠近臀部部分。患者交叉双臂于胸前或绕着扶抱者的肩部，被抱起时用脚跟向床面推，伸直双腿，帮助移动。扶抱者用下肢的力量站起将患者抬离床面，循着预定的方向把患者的重量由后脚移至前脚，到达目的地后缓缓放下。

2.穿臂抱法

这种方法要求患者的双臂或至少一只手臂或手掌较为强壮，因此偏瘫、截瘫、脑瘫患者均可适用。患者在胸前两手交叉握着自己的手腕（同上述几种握法），扶抱者或抬起者站在患者后面，两手穿过患者腋下，握着患者前臂，身体贴近他的背部。若需要两位扶报者，则另一位扶抱者两手放在患者膝下或小腿处。使用此方法，可由一人完成患者的床上转移，两位帮助者可完成患者床椅、厕所等两地间的转移。

3.肩胛抬起法

这种扶抱法适用于多种情况及扶抱比较重的患者。其优点：①扶抱者只需用一只手臂进行移动，空出的手可用来稳定轮椅或开门或控制患者的头部及上身；②扶抱者可面向移动方向，所以可走较长的距离及上落楼梯、巴士或坐厕等；③扶抱者与患者距离极接近，从力学上分析，这是最省力的方法。患者坐直；两位扶抱者肩对肩站立在患者的后侧，双脚前后分开，前脚向着预定移动方向；面背着患者，屈膝半蹲下，挺直腰背及抬起头；肩胛承托着患者腋下，让他的手臂垂于扶抱者背部，一手（腕握）承托着患者大腿靠近臀部部分，另一手可扶椅或患者背部；扶抱者利用腿力站起，循着预定方向把重量由后脚移往前脚将患者抬起。

四、脑瘫婴幼儿扶抱方法

前述扶抱及抬起方法主要适用于成人瘫痪者，有些方法也可适用于痉挛型、僵直型、徐动型等脑瘫患儿，但脑瘫在婴幼儿时期有其自身的特点，因此与扶抱正常婴幼儿不同。

1.扶抱屈曲型患儿

屈曲型患儿的身体过于卷曲，往往不能自动抬起头部或挺直腰背。扶抱时鼓励患儿控制头部位置及伸直腰背和髋部。

2.扶抱僵直型患儿

僵直型患儿的身躯笔直，非常僵硬，不能前后弯曲。扶抱时要防止患儿猛力将身体向后弯及鼓励患儿控制头部位置，扶抱者的手可以抱着或托着患儿的膝部，或空出一只手来。

3.扶抱偏瘫或胯臀僵硬患儿

将患儿较差的一只手微屈放在扶抱者的肩膊上，并要保持患儿的手向上及向外伸，同时将其双腿分开骑跨在扶抱者的腰间。

五、借助过床板转移技术与方法

过床板由两部分构成，一部分是两块长约 90cm、宽 60cm 的塑料板，质地坚硬、光滑，中间一般由皮质材料相连，方便折叠；另一部分是光滑的尼龙套，它正好套在塑料板上，可在塑料板上滑动。

1.过床板的作用

过床板可轻松地实现瘫痪患者在卧位下从一张床转移到等高的另一张床，适用于早期的瘫痪患者或不能通过坐位转移的瘫痪严重的患者。

2.借助过床板转移的方法

以从患者躺着的床（第一床）转移到另一床（第二床）为例来说明转移的步骤：①将第一床与第二床平行对接，两床调至等高，并将带活动轮的床锁死；②把患者从仰卧位翻到侧卧位，将过床板放到患者身下，然后让患者再回到仰卧位，使得其有一半身体置于过床板上；③把患者的两脚放于过床板上；④转移者把手置于患者的肩部和髋部，推动患者从第一床滑到第二床。若患者有颈部损伤，转移时一定要固定稳或有专人稳定其头颈部；⑤再把患者从仰卧位翻到侧卧位，将过床板从患者身下拿出，并调整好患者卧姿。

六、借助升降机等机械性的转移技术

此处所指的升降机是指一种用于转移和/或吊起四肢瘫、重度颅脑损伤等严重残疾无法用人力长期进行转移的患者的机械装置，除动力装置外，还有合适的吊带及固定的坐套，它可以将患者从一个地方转移到另一个地方，如从床上到坐厕椅或到浴池等，如果患者及家人能正确操作使用，将会给他的生活带来极大方便。常用的升降机有移动式、固定式等类型。

第二节 关节活动技术

一、解剖及运动学

1.关节解剖

关节由基本结构和辅助结构组成。前者包括关节面、关节囊、关节腔，后者包括滑液囊、滑膜皱襞、关节盂缘、关节内软骨和关节韧带等。依运动轴的数目和关节面的形状，关节分为单轴、双轴和多轴关节。关节的运动发生在构成关节的两骨关节面之间，是关节在不同的平面内围绕着基本轴发生的运动。人体有 3 个相互垂直的运动平面，即矢状面、额状面、水平面。与基本平面相适应，人体也有 3 个相互垂直的基本轴，即矢状轴、额状轴、垂直轴。

2.关节运动

关节的运动方向包括屈和伸、内收和外展、旋转、翻转 4 种。根据关节运动的动力来源，关节的运动可以分为：①主动运动。关节的活动完全由肌肉收缩完成，没有任何外界的帮助。②被动运动。关节的活动完全由外力来完成，肌肉没有任何收缩。③主动助力运动。是指肌肉虽然收缩但不能做全范围的运动，需要借助外力的帮助才能完成，外力可以

是徒手的或机械的，也可以是他人的或自身的健侧肢体。

根据关节运动发生的范围，关节的运动还可以分为生理运动和附属运动两类。生理运动是指关节在其自身生理允许的范围内发生的运动，通常为主动运动，如前面介绍的屈、伸、内收和外展、旋转、翻转等。附属运动是关节在生理范围之外、解剖范围之内完成的一种被动运动，是关节发挥正常功能不可缺少的运动，通常自己不能主动完成，由他人或健侧肢体帮助完成。例如，关节的分离、牵拉，相邻腕骨或跗骨间的滑动等。关节的附属运动是西方关节松动技术的基本操作手法。

3.关节活动的末端感觉

末端感觉是指被动活动关节，在终末端时稍微施加压力时所获得的感觉。

（1）正常的末端感觉：①软。由于关节两端的肌肉比较丰富，当被动活动关节到末端时，肌肉限制了其进一步活动，此时是一种软感觉，如肘关节或膝关节的屈曲。②韧。当关节活动到末端时，由于关节囊和关节周围韧带等软组织的牵拉所遇到的感觉，如肩关节和髋关节的旋转。③硬。这是关节活动到末端，骨与骨相互碰撞的感觉，如伸肘和伸膝时的感觉。

（2）异常的末端感觉：①松弛。关节活动到末端时无任何阻力，活动范围明显超过正常，常见于神经麻痹。②痉挛。当关节活动到末端时，由于肌肉痉挛而产生的一种回弹感觉，如脑卒中时的肢体痉挛。③阻滞。关节开始活动正常，突然不能活动，有一种被卡住的感觉，如关节内骨刺、游离体等。④其他异常感觉还有发条感，如半月板损伤；泥泞感，如关节内积液等。

二、关节活动异常原因

1.关节及周围软组织疼痛

由于疼痛导致了主动活动和被动活动均减少。如骨折、关节炎症、手术后等。

2.软组织

关节周围的肌肉、韧带、关节囊等软组织挛缩时，主动活动和被动活动均减少。如烧伤，肌腱移植术后，长期制动等。中枢神经系统病变引起的肌肉痉挛，常为主动活动减少，被动活动大于主动活动，如脑损伤引起的肌肉痉挛。关节或韧带损伤引起的肌肉痉挛，主动活动和被动活动均减少。肌肉无力时，如中枢神经系统病变、周围神经损伤，肌肉、肌腱断裂，通常都是主动活动减少，被动活动大于主动活动。

3.关节

关节内渗出或有游离体时，主动活动和被动活动均减少。关节僵硬时主动和被动活动均丧失。例如，关节骨性强直、关节融合术后。

三、改善关节活动的技术与方法

1.主动运动

最常用的是各种徒手体操。根据患者关节活动受限的方向和程度，设计一些有针对性的动作，内容可简可繁，可以个人练习，也可以把有相同关节活动障碍的患者分组集体练习。适应面广，不受场地限制，但在重度粘连和挛缩时治疗作用不太明显。

2.主动助力运动

常用的有器械练习和悬吊练习。

（1）器械练习：借助杠杆原理，利用器械为助力，带动活动受限的关节进行活动。应用时应根据病情及治疗目的，选择相应的器械，如体操棒、火棒、肋木，以及针对四肢不同关节活动障碍而专门设计的练习器械，如肩关节练习器、肘关节练习器、踝关节练习器等。器械练习可以个人参加，也可以小组集体治疗，由于趣味性大，患者很愿意参加。

（2）悬吊练习：利用挂钩、绳索和吊带将拟活动的肢体悬吊起来，使其在去除肢体重力的前提下进行主动活动，类似于钟摆样运动。悬吊练习的固定方法可以分为两种，一种为垂直固定，固定点位于肢体重心的上方，主要用于支持肢体；另一种是轴向固定，固定点位于活动关节的上方主要是使肢体易于活动。

（3）滑轮练习：利用滑轮和绳索，以健侧肢体帮助对侧肢体活动。

3.被动运动

根据力量来源分为两种：一种是由经过专门培训的治疗人员完成的被动运动，如关节可动范围内的运动和关节松动技术；另一种是借助外力由患者自己完成的被动运动，如滑轮练习、关节牵引、持续性被动活动等。

（1）关节可动范围运动：治疗者根据关节运动学原理完成的关节各个方向的活动，具有维持关节现有的活动范围、预防关节挛缩的作用。

（2）关节松动技术：主要利用关节的生理运动和附属运动被动地活动患者关节，以达到维持或改善关节活动范围、缓节疼痛的目的。常用手法包括关节的牵引、滑动、滚动、挤压、旋转等。由于澳大利亚的治疗师 Maitland 发展了这一技术，故又称为"澳式手法"或"Maitland 手法"。

（3）关节牵引：应用力学中作用力与反作用力的原理，通过器械或电动牵引装置，使关节和软组织得到持续的牵伸，从而达到复位、固定，解除肌肉痉挛和挛缩，减轻神经根压迫，纠正关节畸形的目的。

牵引的治疗作用主要为：①解除肌肉痉挛，改善局部血液循环，缓解疼痛；②松解组织粘连，牵伸挛缩的关节囊和韧带，矫治关节畸形，改善或恢复关节活动范围；③增大脊柱的椎间隙和椎间孔，改变突出物（如椎间盘、骨赘）与周围组织的相互关系，减轻神经根受压，改善临床症状。

牵引的种类根据牵引部位可以分为颈椎牵引、腰椎牵引、四肢关节牵引；根据牵引的动力可分为徒手牵引、机械牵引、电动牵引；根据牵引持续的时间可分为间歇牵引和持续牵引；根据牵引的体位可分为坐位牵引、卧位牵引和直立位牵引。

（4）持续性被动活动（continuous passive motion，CPM）：利用机械或电动活动装置，使手术肢体在术后能进行早期、持续性、无疼痛范围内的被动活动，主要用于四肢关节术后及关节挛缩的治疗。例如，关节内骨折和干骺端骨折，创伤性关节炎经关节囊切除或关节松解术后，类风湿性关节炎和血友病性关节炎滑膜切除术后，关节外粘连松解术后，膝关节的内侧副韧带重建术后等。

第三节　关节松动技术

关节松动技术（joint mobilization）是现代康复治疗技术中的基本技能之一，用来治疗关节功能障碍如疼痛、活动受限或僵硬的一种非常实用、有效的手法操作技术，是运动疗法的重要组成部分，具有针对性强、见效快、患者痛苦小、容易接受等特点。

一、基本概念

关节松动技术是治疗者在关节活动允许范围内完成的一种针对性很强的手法操作技术，属于被动运动范畴，在实施时其操作手法的速度比推拿术要慢，具体应用时常选择关节的生理运动和附属运动作为治疗手段。

1.生理运动

关节在生理范围内完成的运动，如屈、伸、内收、外展、旋转等。生理运动可以由患者主动完成，也可以由治疗者被动完成。

2.附属运动

关节在自身及其周围组织允许范围内完成的运动，是维持关节正常活动不可缺少的一种运动，一般不能主动完成，需要由其他人帮助才能完成。例如：一个人不能主动地使脊柱任何一个关节发生分离，或者相邻椎体发生前后移位、旋转，但他人可以很容易完成上述活动，这些活动就属于关节的附属运动。

3.生理运动与附属运动的关系

当关节因疼痛、僵硬而限制了活动时，其生理运动和附属运动均受到影响。在生理运动恢复后，如果关节仍有疼痛或僵硬，可能附属运动尚未完全恢复正常。通常，在改善生理运动之前，先改善附属运动；而附属运动的改善，又可以促进生理运动的改善。

4.手法等级

关节松动技术的一个最大特点是对操作者施加的手法进行分级。这种分级具有一定的客观性，不仅可以用于记录治疗结果，比较不同级别手法的疗效，也可以用于临床研究。

手法分级中以澳大利亚麦特兰德的 4 级分法比较完善，应用较广。

（1）Ⅰ级：治疗者在关节活动的起始端，小范围、节律性地来回推动关节。

（2）Ⅱ级：治疗者在关节活动允许范围内，大范围、节律性地来回推动关节，但不接触关节活动的起始端和终末端。

（3）Ⅲ级：治疗者在关节活动允许范围内，大范围、节律性地来回推动关节，每次均接触到关节活动的终末端，并能感觉到关节周围软组织的紧张。

（4）Ⅳ级：治疗者在关节活动的终末端，小范围、节律性地来回推动关节，每次均接触到关节活动的终末端，并能感觉到关节周围软组织的紧张。

上述 4 级手法中，Ⅰ级、Ⅱ级用于治疗因疼痛引起的关节活动受限；Ⅲ级用于治疗关节疼痛并伴有僵硬；Ⅳ级用于治疗关节因周围组织粘连、挛缩而引起的关节活动受限。手法分级范围随着关节可动范围的大小而变化，当关节活动范围减少时，分级范围相应减小；当治疗后关节活动范围改善时，分级范围也相应增大。

二、治疗作用及临床应用

（一）治疗作用

1.缓解疼痛

当关节因肿胀或疼痛不能进行全范围活动时，关节松动可以促进关节液的流动，增加关节软骨和软骨盘无血管区的营养，缓解疼痛；同时防止因活动减少引起的关节退变，这些是关节松动的力学作用。关节松动的神经作用表现在松动可以抑制脊髓和脑干致痛物质的释放，提高痛阈。

2.改善关节活动范围

动物实验及临床均发现，关节不活动可以引起组织纤维增生，关节内粘连，肌腱、韧带和关节囊挛缩。关节松动技术，特别是Ⅲ级、Ⅳ级手法，由于直接牵拉了关节周围的软组织，因此，可以保持或增加其伸展性，改善关节的活动范围。

3.增加本体反馈

目前认为，关节松动可以提供下列本体感觉信息：关节的静止位置和运动速度及其变化，关节运动的方向，肌肉张力及其变化。

（二）临床应用

1.适应证

关节松动技术主要适用于任何因力学因素（非神经性）引起的关节功能障碍，包括关节疼痛、肌肉紧张及痉挛，可逆性关节活动降低，进行性关节活动受限，功能性关节制动。对进行性关节活动受限和功能性关节制动，关节松动技术的主要作用是维持现有的活动范围，延缓病情发展，预防因不活动引起的其他不良影响。

2.禁忌证

关节松动技术的禁忌证为关节活动已经过度、外伤或疾病引起的关节肿胀（渗出增加）、关节的炎症、恶性疾病以及未愈合的骨折。

三、操作程序

（一）治疗前准备

1.患者体位

治疗时，患者应处于一种舒适、放松、无疼痛的体位，通常为卧位或坐位，尽量暴露所治疗的关节并使其放松，以达到关节最大范围的被松动。

2.治疗者位置

治疗时，治疗者应靠近所治疗的关节，一手固定关节的一端，一手松动另一端。为叙述方便，本节中凡是靠近患者身体的手称内侧手，远离患者身体的手称外侧手，靠近患者头部一侧的手为上方手，靠近患者足部一侧的手为下方手。其他位置术语与标准解剖位相同，即靠近腹部为前，靠近背部为后，靠近头部为上，靠近足部为下。

3.治疗前评估

手法操作前，对拟治疗的关节先进行评估，分清具体的关节，找出存在的问题（疼痛、僵硬）及其程度。根据问题的主次，选择有针对性的手法。当疼痛和僵硬同时存在时，一般先用小级别手法（Ⅰ级、Ⅱ级）缓解疼痛后，再用大级别手法（Ⅲ级、Ⅳ级）改善活动。治疗中要不断询问患者的感觉，根据患者的反馈来调节手法强度。

（二）治疗中手法应用

1.手法操作的运动方向

操作时手法运用的方向可以平行于治疗平面，也可以垂直于治疗平面。治疗平面是指垂直于关节面中点旋转轴线的平面。一般来说，关节分离垂直于治疗平面，关节滑动和长轴牵引平行于治疗平面。

2.手法操作的程度

无论是附属运动还是生理运动，手法操作均应达到关节活动受限处。例如：治疗疼痛时，手法应达到痛点，但不超过痛点；治疗僵硬时，手法应超过僵硬点。操作中，手法要平稳，有节奏。不同的松动速度产生的效应不同，小范围、快速度可抑制疼痛；大范围、慢速度可缓解紧张或挛缩。

3.手法操作的强度

不同部位的关节，手法操作的强度不同。一般来说，活动范围大的关节（如肩关节、髋关节、胸腰椎），手法的强度可以大一些，移动的幅度要大于活动范围小的关节，如手腕部关节和颈椎。

4.治疗时间

治疗时每一种手法可以重复3～4次，每次治疗的总时间在15～20min。根据患者对治疗的反应，可以每天或隔1～2天治疗一次。

（三）治疗反应

一般治疗后即感到舒服，症状会有不同程度的缓解，如有轻微的疼痛多为正常的治疗反应，通常在4～6h后应消失。如第二天仍未消失或较前加重，提示手法强度太大，应调整强度或暂停治疗一天。如果经3～5次的正规治疗，症状仍无缓解或反而加重，应重新做评估，调整治疗方案。手法治疗有时也可以引起疼痛，轻微的疼痛为正常的治疗反应。若治疗后24h疼痛仍不减轻，甚至增加，说明治疗强度过大或持续时间过长，应降低治疗强度或缩短治疗时间。

四、脊柱关节松动及四肢大关节的操作要领

（一）脊柱

1.颈椎

（1）分离牵引：患者去枕仰卧位，头部伸出治疗床外。治疗者右手托住患者头后部，左手放在下颌，双手将头部沿长轴向后牵拉，持续数秒钟后放松还原。如果是上段颈椎病变，可以在颈部中立位牵引；中下段病变，头前屈 $10°\sim15°$ 体位牵引。

（2）侧屈摆动：患者体位同上。向右侧屈时，治疗者右手放在枕后及颈部右侧，示指和中指放在拟发生侧屈运动的相邻椎体横突上，左手托住下颌，上身左转，使颈椎向右侧屈。向左侧屈时则相反。

（3）旋转摆动：患者体位同上。向左旋转时，治疗者右手放在枕骨上托住头部，左手放在下颌，双手同时使头部向左转动。向右旋转时则相反。

（4）后伸摆动：患者体位同上。治疗者一侧大腿向前放在患者头后部支撑。双手放在颈部两侧向上提使患者颈椎后伸。

（5）垂直按压棘突：患者去枕俯卧位，双手五指交叉，掌心向上放在前额，下颌稍内收，以减轻颈椎的生理性屈曲。治疗者双手拇指并排放在同一椎体的棘突上，将棘突向腹侧垂直推动。松动上段颈椎时指背相对，松动下段颈椎时指尖相接触。C_2 棘突在体表比较容易摸到，C_1 和 C_3 棘突则不容易摸到。操作时可以 C_2 为准，向枕骨方向移动则为 C_1 棘突，向胸部方向移动则为 C_3 棘突。如果颈部症状单侧分布或以一侧症状为重，操作时一手固定，一手推动棘突；如果症状偏向于头侧或足侧，松动手法可以相应地偏向头侧或足侧。

（6）垂直按压横突：患者体位同上。治疗者双手拇指放在同一椎体的一侧横突上，指背相接触，将横突垂直向腹侧推动。如果疼痛明显，外侧手的拇指靠近横突尖，这样，轻微的松动即可产生明显的力学效应；如果关节僵硬明显，外侧手的拇指靠近横突根部。上述手法适用于症状单侧分布的患者，如果症状双侧分布，治疗者可以将双手虎口交叉放在拟松动的脊椎上，拇指分别放在同一脊椎的两侧横突上，四指放在颈部侧方将横突向腹侧推动。双侧松动的手法强度应比单侧松动的手法强度要小，主要用于缓解疼痛。对关节僵

硬者还是以单侧松动手法为好。

（7）垂直松动椎间关节：患者去枕俯卧位，双手拇指交叉放在前额上，治疗者一手拇指放在棘突上，一手拇指放在同一椎体的横突上，然后让患者向患侧转动约30°，治疗者双手拇指同时向中间靠拢向腹侧推动。

2.胸腰椎

（1）垂直按压棘突：患者去枕俯卧位，腹部垫一枕头，上肢放在体侧或垂于治疗床沿两侧，头转向一侧。治疗者下方手掌根部放在胸腰椎上，豌豆骨放在拟松动的棘突上，五指稍屈曲，上方手放在下方手腕背部将棘突垂直向腹侧按压。

（2）垂直按压横突：患者体位同上。治疗者双手拇指放在拟松动胸腰椎的一侧横突上，指背相接触或拇指重叠将横突向腹侧推动。

（3）旋转摆动：胸椎旋转时，患者坐在治疗床上，双上肢胸前交叉，双手分别放在对侧肩部。向右旋转时，治疗者左手放在其右肩前面，右手放在左肩后面，双上肢同时用力，使胸椎随上体向右转动；向左旋转时则相反。

腰椎旋转时，患者健侧卧位，下肢屈髋、屈膝。屈髋角度根据松动的腰椎节段而定，节段越偏上，屈髋角度越小，节段越偏下，屈髋角度越大。治疗者双手放在上方髂嵴上将髂骨向前推动。如果关节比较僵硬，治疗者可以一手放在髂嵴上，一手放在上方肩部内侧，双手同时反方向来回用力摆动，这一手法对中段腰椎病变的效果比较好。如果是下段胸腰椎病变，可以让患者将上方下肢垂于治疗床沿一侧，借助下肢的重力来增加摆动幅度。

（二）上肢

1.肩关节

（1）分离牵引：患者仰卧位，肩外展约50°内旋。治疗者外侧手托住上臂远端及肘部，内侧手四指放在腋窝下肱骨头内侧，拇指放在腋前，向外侧持续推肱骨，然后放松，重复3～5次。操作中要保持分离牵引力与关节盂的治疗平面相垂直。

（2）前屈向足侧滑动：患者仰卧位，上肢前屈90°，屈肘，前臂自然下垂。治疗者双手分别从内侧和外侧握住肱骨近端，同时向足的方向牵拉肱骨。

（3）外展向足侧滑动：患者仰卧位，上肢外展，屈肘，前臂旋前放在治疗者前臂内侧。治疗者外侧手握住肘关节内侧，稍向外牵引，内侧手虎口放在肱骨近端外侧，四指向下向足的方向推动肱骨。患者也可以取坐位，上肢外展90°，前臂旋前放在治疗者的前臂上。治疗者面向患者站立，外侧手托住肘关节和肱骨远端固定，内侧手放在肱骨近端，手指向内，将肱骨近端向地面方向推动。

当关节疼痛剧烈或明显僵硬，上肢不能前屈或外展，上述两种手法都难以操作时，可让患者仰卧，上肢放于体侧或外展至最大范围，肘关节伸、屈均可。治疗者双手拇指放在肩峰下肱骨头上，向足的方向推动肱骨。

（4）前后向滑动：患者仰卧位，上肢休息位。治疗者下方手放在肱骨远端内侧，将肱骨托起并固定，上方手放在肱骨头上，将肱骨向后推动。如果关节疼痛明显，也可以双手拇指放在肱骨头上操作。患者也可以仰卧，上肢前屈90°，屈肘，前臂自然下垂。治疗者下方手放在肱骨近端内侧，将肱骨向外作分离牵引，上方手放在肘部，向下推动肱骨。

（5）后前向滑动：患者仰卧位，上肢放在体侧，屈肘，前臂放在胸前。治疗者双手拇指放在肱骨头后方，其余四指放在肩部及肱骨前方，将肱骨头向前推动。患者也可以仰卧，上肢稍外展，屈肘，前臂放在治疗者肘窝处。治疗者站在患肩外侧，内侧手握住肱骨远端向足的方向做长轴牵引，外侧手握住肱骨近端，向前推动肱骨。

如果患者不能仰卧，可以取俯卧位，患肩放在治疗床边缘，肩前方垫一毛巾，上肢外展，上臂放在治疗者内侧大腿上。治疗者外侧手放在肱骨远端后面固定，内侧手放在肱骨近端后面，向前推动肱骨。

（6）侧方滑动：患者仰卧位，上肢前屈90°，屈肘，前臂自然下垂。治疗者外侧手握住肱骨远端及肘部固定，内侧手握住肱骨近端内侧并向外侧推动肱骨。如果关节僵硬明显，治疗者也可以用双手握住肱骨近端，颈肩部抵住肱骨远端外侧。松动时，双手向外，肩部向内同时推动肱骨。

（7）后前向转动：患者健侧卧位，患侧在上，肩稍内旋，稍屈肘，前臂放在身后。治疗者双手拇指放在肱骨头后面，其余四指放在肩部及肱骨近端前面，由后向前转动肱骨。

（8）前屈摆动：患者仰卧位，上肢前屈至受限处，屈肘90°，治疗者外侧下肢屈髋屈膝放在床上与患侧上臂接触，内侧手握住患者腕部，外侧手握住肘部，在活动受限处摆动。

（9）外展摆动：患者仰卧位，肩外展至活动受限处，屈肘90°，前臂旋前。治疗者内侧手从肩背部后方穿过，固定肩胛骨，手指放在肩上，以防耸肩的代偿作用。外侧手托住肘部，并使肩稍外旋和后伸，将肱骨在外展终点范围内摆动。如果患者肩关节外旋没有困难，前臂能接触床面，治疗者也可以在此位置上将肱骨做外展摆动。

（10）水平内收摆动：患者坐位，肩前屈90°，屈肘，前臂旋前，手搭在对侧肩上。治疗者同侧手托住患侧肘部，对侧手握住患侧手部，将患侧上肢水平内收摆动。

（11）内旋摆动：患者仰卧位，肩外展90°，屈肘90°，前臂旋前。治疗者上方手握住肘窝部固定，下方手握住前臂远端及腕部，将前臂向床面运动，使肩内旋。患者也可以取坐位，肩外展90°，屈肘90°。治疗者内侧手握住肱骨远端固定，外侧手握住前臂远端及腕部，将前臂向下后摆动，使肩内旋。

（12）外旋摆动：患者仰卧位，肩外展，屈肘90°。治疗者下方手放在肱骨头前面固定肩部并稍向下加压，上方手握住前臂远端及腕部，将前臂向床面运动，使肩外旋。

（13）松动肩胛骨：患者健侧卧位，患侧在上，屈肘，前臂放在上腹部。治疗者上方手放在肩部，下方手从上臂下面穿过，拇指与四指分开，固定肩胛骨下角。双手同时向各个方面活动肩胛骨，使肩胛骨做上抬、下降、前伸（向外）、回缩（向内）运动，也可以把上述运动结合起来，做旋转运动。

2.肘关节

（1）分离牵引：患者仰卧位，屈肘90°，前臂旋后位。治疗者下方手握住前臂远端和腕部背面尺侧，上方手放在肘窝，手掌接触前臂近端，掌根靠近尺侧向足侧推动尺骨。

（2）侧方滑动：患者仰卧位，肩外展，伸肘，前臂旋后。治疗者上方手放在肱骨远端外侧固定，下方手握住前臂远端尺侧向桡侧推动尺骨。

（3）屈肘摆动：患者仰卧位，肩外展，屈肘，前臂旋前。治疗者上方手放在肘窝固定，下方手握住前臂远端稍做长轴牵引后再屈曲肘关节。

（4）伸肘摆动：患者仰卧位，肩外展，前臂旋后。治疗者上方手放在肘窝，下方手握住前臂远端尺侧在伸肘活动受限的终点摆动。

（三）下肢

1.髋关节

（1）长轴牵引：患者仰卧位，下肢中立位，双手抓住床头，以固定身体。治疗者双手握住大腿远端，将小腿夹在内侧上肢与躯干之间。双手同时用力，身体后倾，将股骨沿长轴向足部牵拉。

（2）分离牵引：患者仰卧位，患侧屈髋90°，屈膝并将小腿放在治疗者的肩上，对侧下肢伸直。双手抓住床头，以固定身体。治疗者上身稍向前弯曲，肩部放在患腿的腘窝下，双手五指交叉抱住大腿近端。上身后倾，双手同时用力将股骨向足部方向牵拉。

（3）后前向滑动：患者健侧卧位，患侧下肢屈髋屈膝，两膝之间放一枕头，使上方下肢保持水平。治疗者站在患者身后，双手拇指放在大腿近端后外侧，相当于股骨大转子处，其余四指放在大腿前面用力将股骨向腹侧推动。

（4）屈曲摆动：患者仰卧位，患侧下肢屈髋屈膝，健侧下肢伸直。治疗者上方手放在膝关节上，下方手托住小腿，双手同时将大腿向腹侧摆动。

（5）旋转摆动：患者仰卧位，患侧下肢分别屈髋、屈膝90°，健侧下肢伸直。治疗者上方手放在髌骨上，下方手握住足跟。内旋时，上方手向内摆动大腿，下方手向外摆动小腿；外旋时，上方手向外摆动大腿，下方手向内摆动小腿。

（6）内收内旋摆动：患者仰卧位，患侧下肢屈髋屈膝，健侧下肢伸直。治疗者上方手放在患侧髋部，下方手放在患膝外侧将大腿向对侧髋部方向摆动。

（7）外展外旋摆动：患者仰卧位，患侧下肢屈髋屈膝，足放在对侧膝关节上，健侧下肢伸直。治疗者上方手放在对侧骨盆上，下方手放在患侧膝关节将膝关节向下摆动。

2.膝关节

（1）长轴牵引：患者坐在治疗床上，患肢屈膝垂于床沿，腘窝下可垫一毛巾卷，身体稍后倾，双手在床上支撑。治疗者双手握住小腿远端，身体下蹲，将小腿向足端牵拉。

（2）前后向滑动：患者仰卧位，患侧下肢屈髋屈膝。治疗者上方手放在大腿远端，下方手掌根部放在小腿近端大约胫骨结节处将胫骨向背侧推动。

（3）后前向滑动：患者仰卧位，患侧下肢屈髋屈膝，足平放床上，健侧下肢伸直。治疗者坐在治疗床一侧，大腿压住患者足部，双手握住小腿近端，拇指放在髌骨下缘，四指放在腘窝后方将胫骨向前推动。

（4）伸膝摆动：患者仰卧位，患侧下肢稍外展，屈膝。治疗者将患侧下肢置于上方上肢与躯干之间，双手握住小腿远端稍将小腿向下牵引后向上摆动。

（5）旋转摆动：患者坐位，小腿垂于治疗床沿。治疗者面向患者坐在一矮凳上，双手握住小腿近端稍向下牵引。内旋时，双手向内转动小腿；外旋时，向外转动小腿。

参考文献

[1]周少飞，谢东方，季德刚.现代普通外科疾病诊疗新进展[M].南昌：江西科学技术出版社，2018.

[2]刘红光，黄晓宁，姜振先.现代外科疾病治疗学[M].北京：科学技术文献出版社，2017.

[3]霍存举，吴国华，江海波.骨科疾病临床诊疗技术[M].北京：中国医药科技出版社，2016.

[4]解春丽，王亚茹，甘玉萍，等.实用临床内科疾病诊治精要[M].青岛：中国海洋大学出版社，2019.

[5]牟肖莉.临床内科疾病诊疗[M].天津：天津科学技术出版社，2019.

[6]刘兵，周波，张玉凤，等.临床内科疾病诊断与治疗[M].北京：科学技术文献出版社，2020.

[7]李明臣.现代心内科疾病临床治疗学[M].长春：吉林科学技术出版社，2017.

[8]张晓冬.临床妇产科疾病诊治处理[M].武汉：湖北科学技术出版社，2018.

[9]黄晓琳，燕铁斌.康复医学[M].5 版.北京：人民卫生出版社，2013.

[10]陈孝平，易继林.普通外科疾病诊疗指南[M].3 版.北京：科学出版社，2014.